子宫内膜异位症

你问我答

Endometriosis

万贵平　王智慧　主编

Q&A

广东科技出版社
全国优秀出版社

图书在版编目（CIP）数据

子宫内膜异位症你问我答 / 万贵平，王智慧主编.
广州 ：广东科技出版社，2025. 2. -- ISBN 978-7-5359-
8354-1

Ⅰ．R711.71-44

中国国家版本馆 CIP 数据核字第 20246YM704 号

子宫内膜异位症你问我答

Zigong Neimo Yiwei Zheng Ni wen Wo Da

出　版　人：	严奉强
责任编辑：	黎青青　　贾亦非　　李二云
装帧设计：	友间文化
责任校对：	李云柯
责任印制：	彭海波
出版发行：	广东科技出版社
	（广州市环市东路水荫路11号　邮政编码：510075）
销售热线：	020-37607413
	https://www.gdstp.com.cn
	E-mail：gdkjbw@nfcb.com.cn
经　　销：	广东新华发行集团股份有限公司
印　　刷：	广州一龙印刷有限公司
	（广州市增城区荔新九路43号1幢自编101房　邮政编码：511340）
规　　格：	889mm×1 194mm　1/32　印张3.5　字数85千
版　　次：	2025年2月第1版
	2025年2月第1次印刷
定　　价：	25.00元

如发现因印装质量问题影响阅读，请与广东科技出版社印制室联系调换
（电话：020-37607272）。

编委会

主　编：万贵平　王智慧

副主编：李　珏　张瑞瑞

　　　　　夏美琪　徐爱云

编者（以姓氏笔画为序）：

王　妍　王金丹　刘迪芬

朱雨情　杨雅伊　吴芷境

周　雪　魏鑫俊

主编简介

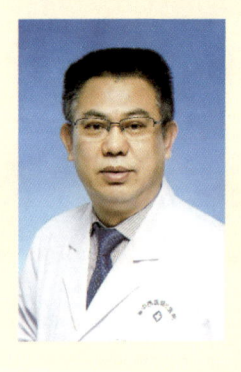

万贵平

　　博士研究生导师，妇产科主任。1988年从事妇产科临床工作至今，现任国家及省级腔镜培训基地专家，国家卫生健康委员会妇科内镜微创技术推广专家委员会委员，江苏省医学会妇产科学分会副主任委员、内镜学组副组长，江苏省中西医结合学会围产医学专业委员会主任委员、妇产科专业委员会委员，南京市医学会妇产科分会妇科内镜学组副组长，中国中西医结合学会围手术期专业委员会委员，江苏省医师协会生殖医学专业委员会委员，江苏省细胞与发育生物学学会生殖专业委员会常务委员，江苏省抗癌协会妇科肿瘤专业委员会委员，南京市卫生健康委员会围产质控委员。

　　目前主要从事妇科工作，熟练掌握妇科开腹及腹腔镜下全子宫切除术、次广泛性子宫切除术、广泛性子宫切除术、腹膜后淋巴结清扫术、腹主动脉旁淋巴结切除术、卵巢癌分期术、宫颈癌根治术、腹膜代人工阴道成形术，宫腔镜下子宫畸形矫正术、黏膜下肌瘤电切术、宫腔粘连分解术，经阴道全子宫切除术、子宫肌瘤切除术，外阴恶性肿瘤切除术，腹股沟淋巴结清扫术，Cook导丝输卵管复通术。主要研究方向为子宫内膜异位症、子宫腺肌病的中西医结合临床与基础研究，在此领域积累了丰富的经验，先后主持国家自然科学基金、江苏省重大科技专项基金、江苏省自然科学基金等相关课题11项。发表研究论文110余篇，其中SCI收录14篇；出版专著4部。曾获中国妇产科网手术视频大赛优秀奖，江苏省卫生厅引进新技术二等奖，江苏省人民医院引进新技术二等奖，江苏省中西医结合医院引进新技术一等奖3次、二等奖5次。

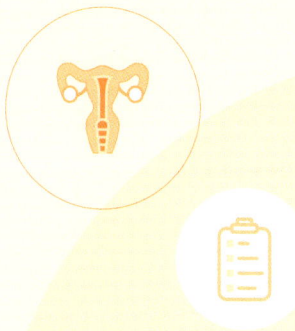

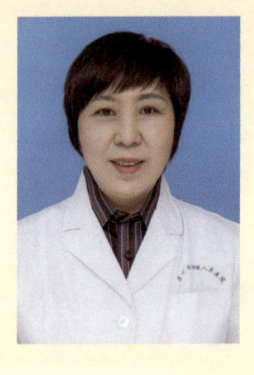

王智慧

　　主任医师。从事妇产科临床工作20余年，现任苏州市相城人民医院妇产科主任，江苏省妇幼健康研究会女性康复专业委员会委员，苏州市医学会妇产科学专业委员会常务委员、女性生殖健康分会常务委员、围产医学专业委员会委员，苏州市中西医结合学会妇产科专业委员会常务委员，中国老年学和老年医学学会妇科分会盆底学组成员，苏州市相城区医学会妇产科学组主任委员。在妇产科疑难杂症和高危妊娠的诊治方面积累了丰富的临床经验，尤其擅长妇产科腹腔镜、宫腔镜微创治疗，熟练开展腹腔镜下输卵管切除术、输卵管结扎术、卵巢囊肿切除术、子宫肌瘤切除术、次全子宫切除术、全子宫切除术，宫腔镜下子宫内膜息肉切除术、异位节育环取出术等。曾获得苏州市五一劳动奖章、苏州市巾帼建功标兵、苏州市医德医风标兵、苏州市白衣天使、苏州市相城区优秀医生等多项荣誉。发表论文10余篇。

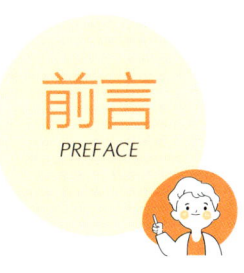

　　子宫内膜异位症是一种现代女性不可忽视的妇科常见疾病。有10%～15%的育龄期女性深受该病的困扰，该病严重影响了患者的工作和生活。因此，编写这样一本关于子宫内膜异位症的科普书籍，将有助于更多的人了解并重视这一疾病。

　　尽管子宫内膜异位症有较高的发病率，但由于种种原因，仍然有很多人对本病缺乏全面的认识，甚至存在诸多误解。如一些女性不了解子宫内膜异位症会继发痛经，认为痛经是正常的生理现象，忍一忍就过去了；一些女性则因为害羞或恐惧而不敢就医，错过了最佳的治疗时机；也有些女性长期遭受疼痛和不孕带来的困扰，却因没有得到恰当的治疗与生活指导，陷入深深的焦虑与痛苦之中。这些误解和忽视不仅导致了疾病的加重，也给患者的身心健康带来了很大的危害。

　　为了呼吁更多人重视女性的生殖健康及进行更全面的医学

知识普及，我们通过通俗易懂的语言，从多个角度对子宫内膜异位症进行了解析，以帮助广大读者增加对本病的认识。本书重点关注疾病的定义、成因、症状、诊断、治疗及预防等方面，让读者能够了解子宫内膜异位症的真实全貌，从而做到早预防、早发现、早治疗。

在编写本书的过程中，我们力求做到科学性与通俗性相结合，既保证内容的准确性和权威性，又注重语言的可读性和易懂性。我们希望通过本书，为广大女性及其家人提供一份全面而实用的子宫内膜异位症科普指南，帮助她们更好地了解这一疾病。同时，我们也希望本书能够引起更多人对女性生殖健康的关注和重视。女性的身心健康不仅关系到自身幸福和家庭和谐，更对社会的稳定和发展具有重要意义。

众所周知，医学是一门不断发展的学科，子宫内膜异位症的研究也在不断深入。我们深知，本书所涵盖的内容只是冰山一角，还有许多未知领域等待大家去探索。因此，我们还将继续关注子宫内膜异位症的研究进展和临床治疗动态，不断完善和更新本书的内容。我们相信，随着医疗技术的不断进步，子宫内膜异位症这一难题终将得到解决。

目录
CONTENTS

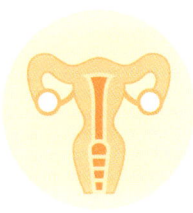

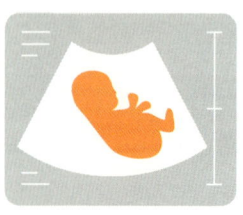

05 第五章 | 战斗开始
—— 子宫内膜异位症的诊疗策略

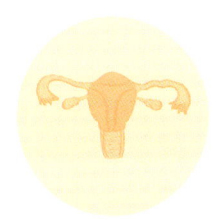

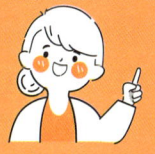

第一章

1

走进女性的世界
——对女性生殖系统的基本认识

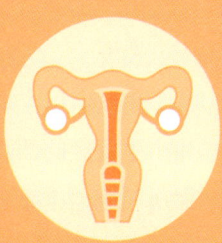

1 女性生殖系统的构造是怎样的?

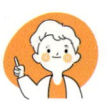

女性的生殖系统是一个复杂而又神奇的构造,包括内生殖系统和外生殖系统,内生殖系统主要包括阴道、子宫、输卵管、卵巢,外生殖系统主要包括阴阜、大阴唇、小阴唇、阴蒂、阴道前庭。下面让我们重点了解一下女性内生殖系统这一重要的生理结构。

阴道:是连接外界和子宫的管道,也是经血排出和胎儿娩出的通道。

子宫:位于盆腔中央,形状像一个倒置的梨,是孕育胎儿和产生月经的器官。当受精卵着床时,子宫会为其提供安全的环境,并提供养分支持其发育。在没有受精的情况下,子宫内

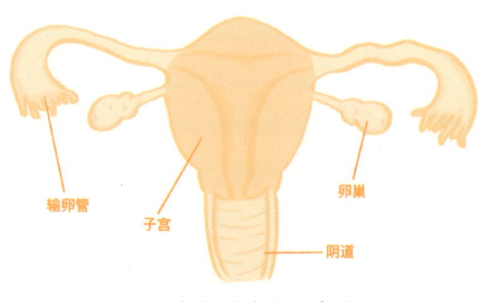

女性内生殖系统示意图

膜会发生周期性脱落，形成月经。

输卵管：是一对细长、弯曲的管道，是精子与卵子相遇的场所，负责运送受精卵。

卵巢：是一对扁椭圆形的性腺，是产生卵子和分泌激素（如雌激素和孕激素）的重要腺体。通常情况下，育龄期女性的卵巢每个月会释放出1个卵子，这个卵子将进入输卵管，等待着与精子结合。

（李珏　万贵平）

2　子宫内膜的特点是什么？

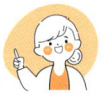

　　子宫正常的生理功能离不开子宫内膜的存在，医学上是这样定义内膜的：子宫内膜是衬在子宫腔表面的组织，分3层，致密层、海绵层和基底层。如果把孕育生命的子宫比作一间房间，那么子宫内膜就是其内墙。靠近子宫腔的2/3内膜为致密层和海绵层，统称为功能层，受卵巢性激素的影响，发生周期性的变化而脱落；靠近子宫肌层的1/3内膜为基底层，不受性激素的影响。简单来说，女性的月经便是靠近宫腔的功能层内膜受激素影响而发生的周期性脱落。

　　子宫内膜的薄厚程度受雌激素影响。在月经周期的不同时间段，通过B超对子宫内膜进行监测可以发现，月经的第1～5天，由于子宫内膜的脱落导致月经来潮，这时候子宫内膜是最薄的，一般在1～2 mm，有的可能只有0.5 mm。月经干净到排卵日的这段时间，内膜处于增殖期，增殖期内膜可以增厚至6～8 mm。随后是分泌期，一般在排卵后至月经前一天，此时内膜还会发生一定程度的变化，厚度可达到10 mm左右。子宫内膜的厚薄没有统一的诊断标准，临床上一般认为，在排卵前后子宫内膜厚度在7～14 mm为正常。但需要警惕子宫内膜过厚或过薄，这有可能导致月经失调，甚至影响生育。子宫内膜过薄多伴有内膜损伤、月经量少，甚至闭经、影响生育；子宫内膜过厚则可引起月经量过多，甚至出现贫血等症状。绝经后女性的子宫内膜开始萎缩，目前认为绝经后女性的子宫内膜厚度不应超过5 mm。若出现月经量变化、月经周期紊乱、行经期长短明显改变均需要至医院进行检查，超声检查是发现子宫内膜是否增厚的主要筛查手段。

除了影响女性月经生理外，子宫内膜与女性受孕也有紧密联系。子宫内膜是受精卵着床的基础，这时候可以形象地将内膜比喻成土壤，受孕过程即播种。子宫内膜过薄或过厚都不利于受精卵的着床。土壤过少种子得不到充足的养分；土壤过多，种子则无处生根。尤其是薄型子宫内膜，对受精卵着床的影响可能会更大一些。临床研究发现，当子宫内膜≤7 mm时，会显著降低临床妊娠率。子宫内膜偏厚，大多与内膜病变有关，如子宫内膜息肉、子宫内膜增生和子宫内膜癌等。因此，有不孕问题困扰的女性都应排除子宫内膜相关病变。

子宫内膜相关疾病主要包括子宫内膜炎、子宫内膜息肉、子宫内膜增生、子宫内膜癌、子宫内膜异位症等，其中子宫内膜异位症是本书普及内容的重点，将在后面的内容里详细讲解。

（周雪 万贵平）

3 月经是如何产生的？

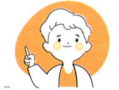

月经，是每个女性在生理周期中都会经历的一种生理现象。通常一个月经周期为21～35天，平均为28天。每次月经持续的时间称为经期，一般为2～8天。月经的形成过程涉及卵巢、子宫和激素等多个方面的相互作用。

我们知道，月经的产生与卵巢的周期性变化密切相关。进入青春期后，女性的卵巢逐渐发育成熟，它会经历一系列周期性的变化。在每个月经周期之初，卵巢中的卵泡开始发育，同时分泌雌激素使子宫内膜增厚，为受精卵的着床做准备。育龄期每月会发育一批卵泡（3～11个），一般其中只有1个优势卵泡能够完全发育成熟并排卵。

排卵后，卵子释放留下的空卵泡便形成黄体，同时分泌孕激素。在孕激素与雌激素的共同作用下，子宫内膜进一步增厚，变得更加柔软，有利于受精卵的着床。如果此时卵子受精，那么就意味着妊娠开始，月经暂时停止。然而，如果卵子没有受精，那么黄体就会开始萎缩，随着黄体的退化，体内雌激素、孕激素迅速下降，这种

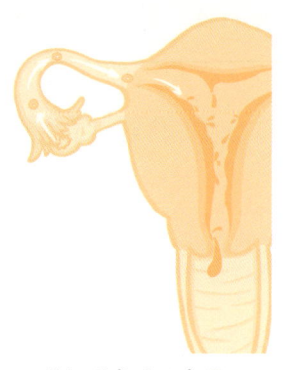

月经形成的示意图

激素水平的下降会导致子宫内膜失去支持而萎缩，最终发生脱落。当子宫内膜脱落时，血液会经阴道排出体外，这就是我们通常所说的月经来潮。

月经的来临标志着女性生殖系统的成熟，并具备生育能力。了解月经的形成过程，有助于我们更好地认识自己的身体，保持健康的生活方式。

（李珏　万贵平）

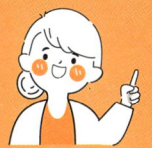

2

第二章

揭开面纱

——认识这个隐形的"敌人"

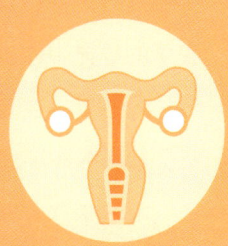

4 什么是子宫内膜异位症？

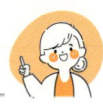

　　前面我们提到子宫内膜是衬于子宫腔表面的一层组织，然而，如受某种因素影响，子宫内膜在身体其他部位生长，即为子宫内膜异位。也就是说，子宫内膜组织因为各种原因出现在子宫腔以外的地方，就是患了子宫内膜异位症。

　　作为妇科常见的疑难杂症，子宫内膜异位症的发病机制尚不清晰。众多学者对本病的发病根源进行了深入研究，其中经典的经血逆流种植学说为更多人所接受，学说认为女性月经期脱落的经血中包含有活性的子宫内膜碎屑，在一些因素的诱导下，经血发生逆流进入盆腔、腹腔，并在此处种植、生长、蔓延，从而形成子宫内膜异位症。

　　由于子宫内膜具有远处转移和种植能力，异位的内膜会散落在子宫腔以外的部位，并形成病灶，生长在卵巢即为"巧克力囊肿"（详细内容见P15"巧克力囊肿"就是子宫内膜异位症吗？），生长在子宫肌层即为子宫腺肌病，甚至

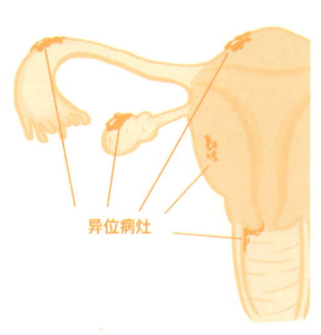

异位病灶

子宫内膜异位症示意图

转移种植到肠道。这些内膜组织，也会随着月经周期而剥落出血。但不同的是，这些血液不像子宫腔内的经血可以顺着子宫颈排出。由于组织中的陈旧性血液无法排出体外并不断累积，这些组织体积逐渐增大，甚至面临破裂的风险。

患有子宫内膜异位症的女性一般会出现以下症状：痛经、慢性盆腔痛、性交痛和不孕等。子宫内膜异位症在育龄期女性中的患病率为10％～15％，其中70％～80％有不同程度的盆腔疼痛，40％～50％合并不孕。因病程较长且反复发作，许多患者长期伴有精神紧张、焦虑、恐惧等不良情绪，严重影响身心健康和生活质量。子宫内膜异位症发病率呈明显上升趋势，子宫内膜异位症已然成为育龄期女性的常见病与多发病。

（周雪　万贵平）

5 子宫内膜异位症是恶性疾病吗？

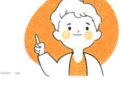

准确地说，子宫内膜异位症是一种良性病变，但它具有类似恶性肿瘤的特征，拥有像癌细胞一样远处转移和种植的能力，且其浸润破坏性、转移性及复发性正是恶性特征的表现，其恶性转化率约为1%。然而，它又不具备癌细胞无限制增生的

特点，不会像癌细胞那样大量消耗患者体内的营养物质，进而导致人体消瘦、无力、贫血及严重的脏器功能受损等。

那么为什么有人将子宫内膜异位症称为"良性癌"呢？这与子宫内膜异位症的致病特点相关。首先，子宫内膜异位症具有恶性特征，子宫内膜源于子宫腔，随经血逆流进入盆腔、腹腔，与此同时对局部组织进行侵袭，更有甚者向远处转移，子宫内膜异位病灶还会与周围组织发生严重粘连，甚至侵袭、破坏其他组织或器官。子宫内膜异位症像癌细胞一样可以转移并种植在人体内各个器官上，并在种植部位生长、繁殖，引发各种相关症状、体征。如种植在肺部、气管，可引发周期性咯血；种植在膀胱，可发生周期性血尿等。而其也有特定的出血时间点，即多在月经期，与月经同时发生。临床上发现的胸腔子宫内膜异位症患者、脑内子宫内膜异位症患者佐证了这一特性。其次，子宫内膜异位症患者病程中饱受疼痛的困扰，如痛经、慢性盆腔痛、性交痛等。此外，子宫内膜异位症药物治疗的主要作用是缓解临床症状，达到手术指征者可进行手术治疗，但术后复发率较高，会再次面临疾病的困扰。综上所述，子宫内膜异位症虽是良性病变，但却具备恶性肿瘤的特征。

（周雪　万贵平）

6 患子宫内膜异位症会有哪些表现？

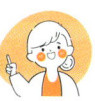

子宫内膜异位症是一种复杂的综合征，其临床表现因人和病变部位的不同而多种多样。

（1）疼痛　疼痛是子宫内膜异位症患者的主要症状，70%～80%的患者会有不同程度的盆腔疼痛症状，包括痛经、慢性盆腔痛、性交痛等。疼痛多位于下腹部、腰骶部及盆腔中部，也可放射至会阴部、肛门及大腿。疼痛的症状通常与月经周期相关，但是疼痛的严重程度与病灶的大小不一定成正比。如果"巧克力囊肿"发生破裂，可发生急性腹痛，情况危急。

（2）不孕　子宫内膜异位症患者的不孕率高达40%。导致不孕的因素很多，通常与盆腔解剖结构扭曲、卵巢功能异常，以及内分泌及免疫功能异常等相关。受精卵能否成功着床，受到复杂的人体网络调节，而子宫内膜异位症会影响网络中的多个环节，降低患者的生育能力。

（3）性交不适　一般表现为深部性交痛，多见于直肠子宫陷凹有异位病灶者，由性生活时的碰撞或子宫收缩上提而引起疼痛。

（4）月经异常　由于卵巢功能异常、黄体功能不全或合并子宫腺肌病等因素，部分患者可能会出现月经量多、经期延长或月经淋漓不尽等月经异常的表现。

（5）其他表现　主要与局部的异位病灶相关，可在局部出现周期性疼痛、出血或肿块。如肠道子宫内膜异位症可出现腹痛、腹泻，甚至周期性少量便血；膀胱子宫内膜异位症可在经期出现尿频、尿痛等。

除了以上描述的症状，子宫内膜异位症患者在妇科检查时还可扪及触痛性结节，可视化腹腔镜检查能够发现、诊断异位病灶。此外，由于子宫内膜异位症难以根治，大部分女性在患病后，生活质量受到了极大影响，甚至引发焦虑、抑郁等不良情绪。

（王金丹　万贵平）

7　子宫内膜异位症会发生在哪些部位？

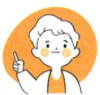

对子宫内膜异位症发病部位的认识，已逐步从单一的卵巢"巧克力囊肿"类型追踪到盆腔"沙尘暴"，顾名思义，子宫内膜异位症主要发生在盆腔内，但在极少数情况下也可以发生在盆腔外，多点散布累及全身脏器。可归为以下四大发病部

位：腹膜、卵巢、盆腔内深部及盆腔外其他脏器处。

（1）腹膜型子宫内膜异位症（或腹膜子宫内膜异位症）　指各种分布于盆腔腹膜和各脏器表面的异位种植病灶，以子宫骶韧带、直肠子宫陷凹和子宫后壁下段最为常见。根据病变发展的不同阶段，其可以分为红色病变（早期病变）、棕色病变（典型病变）及白色病变（陈旧性病变）。

（2）卵巢型子宫内膜异位症（或卵巢子宫内膜异位囊肿）　可分为微小病变的卵巢型子宫内膜异位症和卵巢子宫内膜异位囊肿。其中属于微小病变的卵巢型子宫内膜异位症，病灶直径往往只有几毫米大小；而卵巢子宫内膜异位囊肿，则是异位的内膜直接生长在卵巢皮质内，随时间推移出现单个，甚至多个大小不一的囊肿，此类囊肿直径通常为5～6 cm，较大的甚至会达到15 cm左右。

（3）深部浸润型子宫内膜异位症　指病灶浸润深度≥5 mm，累及子宫骶韧带、直肠子宫陷凹、阴道穹隆、直肠阴道隔、直肠或结肠壁的子宫内膜异位症病灶，也可侵犯至盆腔深层神经、膀胱壁和输尿管。

（4）特殊部位子宫内膜异位症　包括瘢痕子宫内膜异位症（剖宫产术后腹壁切口及会阴切口）及其他远处子宫内膜异位症，如侵犯特殊器官，包括肺、胸膜、心包、肝脏、胰腺、呼吸道、大脑、腹股沟、脐、横膈、坐骨神经、外耳、头皮、手臂、大腿等部位，病灶尚未见于脾脏和心脏。近年来，随着宫颈疾病物理和手术治疗的广泛开展，浅表性宫颈内膜异位症的发生正逐年增多。

疼痛、不孕、月经失调等是子宫内膜异位症的常见症状，但值得注意的是，侵犯特殊器官的子宫内膜异位症常伴有其他症状，具体如下：肠道子宫内膜异位症常有消化道症状，如便频、便秘、便血、排便痛或肠痉挛，严重时可出现肠梗阻。膀胱子宫内膜异位症可出现尿频、尿急、尿痛，甚至血尿；膀胱深部浸润型子宫内膜异位症多位于膀胱后壁和顶部，典型的临床症状为膀胱刺激症状，血尿罕见，可合并不同程度的疼痛症状。输尿管子宫内膜异位症常发病隐匿，多以输尿管扩张或肾积水就诊，甚至会出现肾萎缩、肾功能丧失；如果双侧输尿管及肾受累，可有高血压症状，症状与病变程度不平行，早期诊断很困难。剖宫产术后腹壁切口、会阴切口子宫内膜异位症表现为瘢痕部位结节并伴有与经期密切相关的疼痛。肺及胸膜子宫内膜异位症可出现经期咯血、气胸及胸腔积液等。腹股沟子宫内膜异位症表现为发生在子宫圆韧带腹膜外部位不能还纳的腹股沟包块。

目前对子宫内膜异位症临床表现的认知已逐渐完善，因此了解子宫内膜异位症病灶可能出现的部位及其对应的常见症状，一方面可以帮助患者认知自身疾病的发展程度，另一方面便于医生与患者充分沟通，提供关于生活质量、心理辅导、生育问题等方面的咨询和指导。

（王金丹　万贵平）

8 "巧克力囊肿"就是子宫内膜异位症吗？

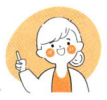

"巧克力囊肿"其实就是发生于卵巢的子宫内膜异位症，异位内膜随着月经发生周期性出血，由于积血难以排出，久之则聚集为囊肿，其中包裹的棕褐色黏稠积血颇似巧克力，临床上常形象地称其为"巧克力囊肿"。

此"巧克力"不是一般的苦涩，一旦破裂可能危及生命。卵巢"巧克力囊肿"可出现自发或外力影响下的破裂，破裂可能反复发生，多见于经前期及月经周期后半期（黄体期）。破裂后的陈旧性积血溢入腹腔，急需处理，通常表现为突发的下腹剧痛，开始于一侧，继之盆腔疼痛，伴恶心呕吐，少有血压下降等休克症状，一般不会出现月经不来潮或不规则阴道流血。

人体产生的雌激素能够促进子宫内膜异位的发生发展，因此可以通过药物抑制卵巢激素分泌，降低局部雌激素水平，进而控制子宫内膜细胞的增殖和转移，使较小的卵巢子宫内膜异位囊肿逐渐吸收，较大囊肿的囊液变干、变稠，囊肿变小。若"巧克力囊肿"大小未得到控制，可导致盆腔机械占位和卵巢功能紊乱，出现痛经、不孕，甚至囊肿破裂。随着"巧克力囊肿"不断增大，囊内压力也会越来越大，囊壁薄而脆弱，难免会制造出一场"血色意外"。

若"巧克力囊肿"不幸破裂，有人可能因囊肿较小而选择保守治疗，但治疗效果欠佳，短期内症状好像消失了，其实不久后可能会再次发生类似的情况，苦不堪言。若"巧克力囊肿"破裂后出现生命体征波动的情况，应立即手术，避免因流出的囊液引起异位内膜的再次播散和种植，造成盆腔粘连或不孕。但手术治疗也存在卵巢组织丢失、卵巢储备功能减退、术后5年复发率高等难点。因此女性朋友们应提高对该病认识，尽早治疗，警惕"巧克力囊肿"破裂。

（王金丹　万贵平）

9 什么是子宫腺肌病？

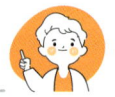

1925年，一位名叫Oskar Frankl的研究者将病理上一种黏膜侵入子宫肌层的现象命名为子宫腺肌病。1927年，John Albertson Sampson提出了术语"子宫内膜异位症"。子宫内膜异位症以子宫外子宫内膜组织的存在为特征，主要临床表现为疼痛和不孕。子宫腺肌病的特征则是子宫肌层内出现子宫内膜腺体和间质，通常与盆腔疼痛、异常子宫出血或不孕有关。

子宫内膜异位症和子宫腺肌病都是妇科的常见病，二者主要临床表现相似，有许多临床、生物学和分子方面的共同特征。这两种疾病均为功能性子宫内膜细胞在异位生长所致，虽为良性疾病，却具有恶性肿瘤似的侵袭、迁移特征，被称为"良性癌"。临床上两者也有可能并存，会导致患者疼痛、异常子宫出血症状加重，生育能力进一步下降，即使进行了手术治疗，疼痛症状也可能缓解不佳，甚至持续存在。目前为止，关于子宫内膜异位症和子宫腺肌病分类的标准尚未达成一致，比如深部浸润型子宫内膜异位症根据病变程度可分为Ⅰ、Ⅱ和Ⅲ型，而最严重的Ⅲ型病变则被改称为"外部子宫腺肌病"。

尽管子宫内膜异位症和子宫腺肌病经常被一同提及，但它们是不同的解剖学临床实体，是独立的两种疾病，必须加以区分。两者在流行病学、病理生理、组织形态和临床表现等方面各不相同，在病理生理机制方面存在很大争议。经血逆流学说被用于解释子宫内膜异位症的发生，但它难以解释子宫腺肌病的发病机制。子宫腺肌病是区别于子宫内膜异位症的一种病理类型，由子宫内膜基底层腺体浸润向下生长，内陷于子宫平滑肌层并增殖生长所致。研究表明，这两类患者的在位及异位子宫内膜细胞与正常女性的子宫内膜细胞在基因、蛋白水平及生物学行为等方面均存在显著差异，他们在表观遗传调控方面也表现出不同的基因表达。有人形象地将子宫内膜异位症和子宫腺肌病比喻为一枚硬币的正反面，认为子宫内膜异位症和子宫腺肌病可能代表同一疾病的不同表型，但此说法仍待考究。

（王金丹　万贵平）

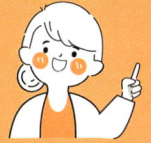

3 第三章

寻找幕后黑手
——探索发病的原因

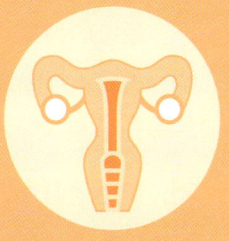

10 为什么会患子宫内膜异位症？

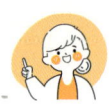

正常情况下，子宫内膜覆盖在子宫腔，随着女性月经周期定期脱落，排出体外。但是如果内膜组织长到子宫体以外，那么就形成了子宫内膜异位症。子宫内膜异位症的发病原因非常复杂，其发病机制尚未完全明确，目前被普遍认可的是子宫内膜种植学说，还可能与机体的免疫功能、遗传因素、环境因素等有关。

经典的种植学说在前面已经稍有叙述，种植学说根据来源可分为经血逆流种植、医源性种植、淋巴及静脉转移。经血逆流即子宫腔内的子宫内膜没有经宫颈流出阴道，而是发生逆流，通过输卵管进入盆腔，并发生种植或蔓延，从而形成子宫内膜异位症。值得一提的是，剖宫产术等医源性因素，也可能会导致子宫内膜转移到手术切口或者腹壁等部位，从而发生子宫内膜异位症，这就是医源性种植。此外，子宫内膜还可以通过淋巴及静脉向远处转移，这解释了为何远离盆腔的组织与器官也会发现子宫内膜异位症的存在。

在这一过程中免疫因素也发挥了作用。随经血逆流的子宫内膜，就如同异物，会激活身体内的免疫系统，动员出大量的免疫细胞来消除。假如免疫系统发生异常，无法将位于子宫腔外的子宫内膜组织消除，或者将异位的子宫内膜当成自身组织而不进行清除，便会发展为子宫内膜异位症。

再者就是遗传因素，子宫内膜异位症具有一定的家族聚集性，提示某些患者的发病可能与遗传有关。如果母亲患有子宫内膜异位症，那么女儿患病的风险会明显增加。

环境因素的影响也不容小觑。环境污染可能与子宫内膜异位症的发生有关，目前临床研究证实，如果长期接触二噁英这类毒素，可能会引起子宫内膜异位症。

（周雪　万贵平）

11 子宫内膜异位症有哪些危险因素？

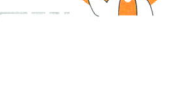

前面我们简要了解了子宫内膜异位症的发病机制，其中经血逆流种植是其发病的重要因素，各种可能引发经血逆流种植的诱因我们都需引起重视。

经期同房是引起经血逆流的高危因素，同房时的精神兴奋，导致子宫收缩，再加上身体的挤压，此时脱落的子宫内膜碎片，由子宫沿着输卵管进入盆腔或者滞留于输卵管、卵巢。

此外，经血逆流与子宫位置异常也有相关性，正常子宫应该是前倾前屈位，这样有利于月经血排出。如果子宫的位置是后倾、后屈，严重的后倾程度会使经血排出不畅，子宫腔内积存的经血压力增大从而逆流进入腹腔。

再有，女性长期情绪不稳定，导致内分泌紊乱，也可能使经血逆流进入腹腔而导致患上子宫内膜异位症。

（周雪　万贵平）

12 哪些人容易患子宫内膜异位症？

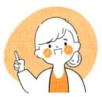

第一类：有家族史的女性。由于子宫内膜异位症有遗传倾向，母亲或直系亲属患有子宫内膜异位症的女性，应该主动接受检查以便早期发现，掌握治疗的先机。

第二类：作息紊乱及饮食不合理的女性。长期作息紊乱、精神压力大就会引发女性内分泌紊乱，进而影响免疫系统及女性月经，催发或加重子宫内膜异位症的病程，因而维持规律的生活作息，保障足够的休息时间，并坚持运动，能有效提高免疫能力，释放生活工作中的压力，保持身心愉快。同时，要注意调整饮食，少吃辛辣刺激的食物、少饮酒、少喝咖啡，辛辣饮食可能会刺激子宫肌肉收缩，特别是在月经期，如果进食辛辣饮食会增加经血逆流的可能性，酒精和咖啡也会使子宫内膜异位症的危险性升高。

第三类：频繁经期同房或剧烈运动的女性。经期应禁止一切剧烈体育运动及体力劳动，否则可能会影响脱落的子宫内膜正常流出，经期同房不仅增加了罹患妇科炎症的风险，同时也大大增加了经血逆流的风险。

第四类：有反复人工流产病史的女性。多次人工流产和刮宫术不仅会影响子宫内膜厚度，也可引起输卵管粘连、子宫内膜粘连，导致盆腔炎症，增加子宫内膜异位症的风险，甚至导致不孕。

（周雪　万贵平）

13 剖宫产术可能会引起子宫内膜异位症吗？

答案是肯定的。

剖宫产术是经腹切开子宫取出胎儿的手术，是解决难产和产科合并症，挽救产妇和围产儿生命的有效手段。如今，剖宫产术已经成了一种常见的生产方式，很多孕妈妈也更愿意选择剖宫产，但剖宫产术并非尽善尽美。

剖宫产术可能会引起诸多并发症，腹壁切口子宫内膜异位症就是其中之一，由于手术操作不当，使得具有活性的子宫内膜组织在腹壁切口处生长增殖。除了剖宫产术，全子宫切除术、卵巢囊肿切除术等也是导致切口瘢痕部位子宫内膜异位症的常见妇产科手术操作，甚至会阴侧切及其他腹腔镜手术也并非完全不可能。但毋庸置疑的是，剖宫产术是导致切口瘢痕子宫内膜异位症的最主要原因。

在剖宫产术的过程中，有多种可能致病的原因：①未充分保护好剖宫产术切口，脱落的子宫内膜碎片随手术操作残留在手术切口；②术者未待胎盘自然剥离便手工剥离胎盘，导致大量内膜碎片脱落；③清理子宫腔动作粗暴，同一纱布反复使用；④缝合子宫时，缝线穿透内膜全层或缝合子宫缝线用于缝合腹壁切口等。以上原因使这些具有活性的内膜上皮及间质于切口部位黏附、种植，且新鲜的腹壁切口创面更有利于内膜细胞成功种植，在体内激素的刺激下，形成内膜异位结节。

简单地说，在进行剖宫产术时，不可避免会将一些内膜组织从子宫下段切口处带出子宫腔，如果个别内膜组织活性很"顽强"，就可能"种植"在切口途径的任何部位，从而发展为子宫内膜异位症，通常在剖宫产术后1～5年出现，但总体发病率非常低，仅为0.1%。因此，已准备接受剖宫产术的孕妈妈们也不必过分焦虑。

　　腹壁切口子宫内膜异位症的主要症状包括腹部切口处疼痛和腹部切口部位包块，且在月经来潮时疼痛加重，月经结束后疼痛缓解，但约27.3%的患者表现为非月经相关疼痛。因此，非月经规律的疼痛不能排除子宫内膜异位症的可能。患者查体时可发现切口皮下或深层有质硬肿块，不活动，边界欠清。B超是此病的主要检查方法，可清晰地显示腹壁包块的位置、大小、形状、回声及血流情况。尽管腹壁切口子宫内膜异位症恶变率非常低，但对于包块较大，其内回声不均质、血流丰富的患者仍建议行磁共振成像（MRI）检查。明确诊断仍需做组织病理检查，术后病理可见内膜样腺体、内膜间质和含铁血黄素细胞。

　　对于患者来说，药物治疗对腹壁切口子宫内膜异位症病灶的效果欠佳。因此，若病灶已经形成瘢痕结节样，且逐渐增大，通常建议手术切除，并且应早发现、早切除。如果延误治疗而致病灶生长过大，仅仅切除病灶可能造成腹壁组织的缺陷，导致缝合困难，还需人工补片修补，防止腹壁切口疝的发生。因此，孕妈妈们应重视产前检查，加强饮食及体重管理，避免无指征的剖宫产术。

　　对于选择剖宫产术的孕妈妈来说，做好子宫内膜异位症的预防措施非常重要，方法也很简单——母乳喂养。产后采用母乳喂养，可以推迟月经来潮。产后不哺乳者，通常在产后4～8周月经复潮；产后哺乳者，月经则可延迟复潮，甚至哺乳期不来潮。我们在前面已经了解到子宫内膜异位症受体内激素的影响，哺乳期患者体内仍有持续高水平的孕激素，可以使异位的子宫内膜萎缩，这有利于腹壁切口子宫内膜异位症的预防。

（杨雅伊　万贵平）

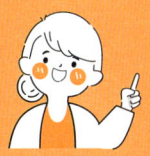

第四章

4

被忽视的后果

—— 子宫内膜异位症的发展与风险

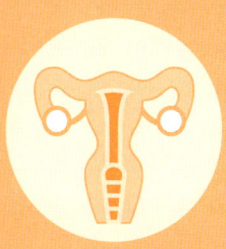

14 痛经是患病的信号吗？

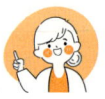

痛经是子宫内膜异位症的常见症状，主要指与月经相关的、发生于经期前后或经期的下腹部疼痛、坠胀，多表现为肚脐以下、耻骨以上的痉挛性疼痛或间断性剧痛，也可表现为持续性钝痛。部分患者还伴有严重的背痛和（或）大腿痛，甚至可能出现恶心、腹泻、疲乏、头痛等不适症状。痛经的发生可独立于盆腔病变，也可继发于盆腔病变。痛经发生在50%～90%的青春期和育龄期女性中，分为原发性痛经和继发性痛经。原发性痛经占90%以上，又称功能性痛经，生殖器通常没有器质性的病变，疼痛是由经期前列腺素、缩宫素及抗利尿激素等导致子宫平滑肌收缩，压迫子宫内血管，造成子宫短暂的供血不足而引发。继发性痛经，顾名思义，就是由其他器质性病变引发的经期疼痛。

子宫内膜异位症引发的痛经就属于继发性痛经，表现为疼痛进行性加重，甚至持续整个经期。除了痛经，还可能有慢性盆腔痛、性交痛等相关疼痛的表现。疼痛发生部位主要位于下腹深部、腰骶部，并向肛门、会阴、大腿等放射。这类疼痛通常与月经周期相关，疾病初期或许疼痛不明显，但随着时间推移疼痛逐渐加重，需服用止痛药物来缓解。

值得一提的是，青春期女性是一个不容忽视的患病群体。青春期女性子宫内膜异位症是引起继发性痛经最常见的原因，严重时影响正常学习、工作和生活。在重度痛经的青春期女性患者中，约15%的患者发现有子宫内膜异位症。青春期女性子宫内膜异位症的起病更隐蔽，疼痛表现多样化，还容易合并偏头痛等其他类型疼痛，也可能伴有胃肠道、泌尿道症状。子宫内膜异位症在青春期女性中常被忽视导致延误诊治，不及时治疗会进一步恶化，治疗目标是缓解症状，预防疾病进展，保护生育能力。

（王金丹　王智慧）

15 为什么子宫内膜异位症会引起疼痛？

疼痛是子宫内膜异位症患者最常见的症状，据统计，临床80%以上的患者会出现疼痛的症状，包括痛经、慢性盆腔痛、性交痛、排便痛和其他不同形式的疼痛。

子宫内膜异位症引起疼痛的原因错综复杂，主要与以下3个方面有关：①盆腔内环境的改变，子宫内膜异位症患者体内会产生许多炎症因子和细胞因子，这些因子使得盆腔原本稳定的内环境发生改变，在各种因素的作用下造成疼痛；②神经纤维分布异常，子宫内膜异位症患者的子宫内膜及病灶中有更加丰富的神经纤维，而异常增多的神经纤维与疼痛息息相关；③盆腔粘连，随着月经的来潮，异位的子宫内膜发生剥脱，与周围组织形成粘连，盆腔粘连严重程度通常与疼痛程度有着较大关联。

由于转移到其他部位的子宫内膜组织依然具有活性，其和在位的子宫内膜组织一样，受到月经周期的激素变化影响，也会发生脱落、出血等现象。然而，异位的内膜组织由于无法通过阴道排出，只能在病灶处堆积或向周围蔓延，在疼痛相关介质、异常分布的神经纤维、免疫细胞等的共同作用下诱发疼痛。当月经周期结束后，病灶周围的正常组织通常会吸收一部分物质，神经压迫得到缓解，疼痛程度也就降低了。如果异位病灶与周围的组织形成粘连，则可能影响怀孕。

痛经是最常见的疼痛类型，子宫内膜异位症所致的痛经属于继发性痛经，主要由局部的异位病灶引发。异位病灶在女性体内孕激素及雌激素的刺激下，会反复增殖、浸润，以及发生粘连，在局部产生的疼痛介质，通过神经纤维的传导而引发疼痛。前列腺素是诱发疼痛的重要介质之一，它可引起子宫平滑肌收缩过强，血管痉挛，造成子宫缺血、缺氧而痛经。除了痛经之外，患者还可能出现慢性盆腔痛、肛门坠痛、性交痛及腰背酸痛，主要集中在下腹部，可能出现放射性疼痛，累及会阴部、肛门、大腿根部等。子宫内膜异位症相关的疼痛一般存在规律性，月经来潮前几天就开始轻微疼痛，随着月经来潮，疼痛程度会逐渐增加，月经结束后逐渐缓解，但情况严重的患者疼痛时间可能延长，甚至长达20天。

（朱雨情　王智慧）

16 为什么子宫内膜异位症会导致不孕?

近年来，子宫内膜异位症已发展成妇科常见的疑难病，严重威胁到育龄期女性的生育功能。数据显示，不孕患者中有40%～50%被确诊为子宫内膜异位症。子宫内膜异位症合并不孕的病因、病理十分复杂，目前的研究成果表明，子宫内膜异位症会导致患者神经内分泌功能、盆腔结构、免疫因素等方面发生异常，进而引起患者生殖器官结构和功能的变化，从多方面、多角度干扰子宫内膜异位症患者的生殖功能。

为了便于理解，我们可以将女性的子宫比作土壤，将卵巢比作生产"内"种子的车间，输卵管则是运送种子的管道。车间每月生产出一枚"内"种子，进入管道，在管道中与男性提供的"外"种子结合形成完整的优质种子，最终进入土壤，开始生长，每一个环节都不可或缺。而子宫内膜异位症则正是通过影响土壤、车间、管道导致女性不孕。

我们已经了解了子宫内膜异位症患者的子宫内膜会侵犯全身的多个部位，大多数位于盆腔脏器和壁腹膜上，以卵巢、子宫骶韧带较为常见。卵巢的病灶会导致卵巢局部的环境发生一定变化，影响卵子、卵泡液、腹腔液等，进而影响卵子的成长和质量，卵泡能否正常成熟便成了一个未知数。即使可以产生成熟的卵泡，子宫内膜异位症也会引起排卵异常，导致不排卵或者是未破卵泡黄素化综合征，造成排卵障碍。由于排卵机制出现障碍，黄体的功能也将受到影响，导致孕激素水平不足，不利于受精卵着床和胚胎的发育，进一步阻碍了生育的进程。除了干扰卵巢的排卵和内分泌功能，异位的子宫内膜还可能会黏附在卵巢甚至输卵管内，导致月经来潮后出现子宫腔外的异常出血。由于卵巢、输卵管发生粘连，成熟的卵泡无法排出、粘连的输卵管伞端无法正常拾卵、走形改变的输卵管通道无法顺利运送受精卵等都是引发不孕的因素。

此外，其他特殊类型的子宫内膜异位症可能会改变子宫内膜的形态及生理功能，降低子宫内膜的容受性，使得受精卵无法在子宫腔成功着床从而导致不孕。简单来说，就是子宫内膜对于受精卵的接受能力下降，受精卵难以着床，自然不利于怀孕。临床中，子宫腺肌病患者也常会合并子宫内膜异位症。由于内膜侵犯了子宫的肌层，导致子宫不规则收缩或子宫腔增大，不利于受精卵着床，病情发展到后期更会严重影响患者的受孕情况，即使受孕成功也会有很大的概率发生流产。

若内膜闯入盆腔，扰乱了正常的盆腔内环境，会导致患者的腹腔液成分发生变化，子宫内膜异位症患者腹腔内分泌的促炎细胞因子会对卵子、精子和受精卵不利，影响卵子和受精卵的质量，从而影响生育。

子宫内膜异位症导致不孕的机制复杂，涉及盆腔解剖结构改变、子宫内膜容受性下降、卵巢功能下降、腹腔内环境改变、受精障碍等。种子要想成功种入土壤中，必须保证车间能生产出优质的种子，顺利地通过管道运输，最终在适宜的土壤中生根发芽，每一个环节都不能出错。因此，针对子宫内膜异位症合并不孕患者，首先需要完成全面的检查，再根据患者的具体情况选择合适的治疗方法。

（朱雨情　王智慧）

17 患子宫内膜异位症后还能自然怀孕吗？

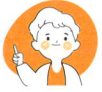

不孕是子宫内膜异位症的主要临床症状之一，高达40%的子宫内膜异位症患者合并不孕。虽然有部分患者能够自然怀孕，但为避免风险，在确诊子宫内膜异位症后，还是建议尽早

评估生育相关指标，在医生的指导下试孕、受孕。正如前文中所提及的，妊娠不仅可以有效抑制异位病灶的增长，缓解病情，及早生育还能避免疾病进展后由于卵巢功能障碍、盆腔解剖结构改变等因素引起的不孕。

即使生育能力受到影响者，也不用灰心，只要及时就医、积极治疗，同样是可以增加受孕概率的。由于子宫内膜异位症患者可能存在黄体功能不足的情况，会增加流产的风险，建议患者怀孕后尽早完善检查，了解孕酮情况，必要时给予积极的保胎措施，密切观察胚胎的生长发育情况及母体情况。如果"巧克力囊肿"患者未经治疗便怀孕，囊肿破裂的可能性会增大，要避免重体力劳动，禁止同房，一旦出现明显腹痛，及时就诊。此外，子宫内膜异位症引起的盆腔粘连会增加异位妊娠的发生率，也就是俗称的"宫外孕"，务必及早发现、及时处理，一旦发生破裂出血，有可能危及生命。

（刘迪芬　王智慧）

18 绝经后子宫内膜异位症会得到改善吗？

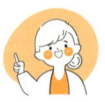

大部分患者在绝经后，子宫内膜异位症会得到改善。前面

我们已经了解到，异位的子宫内膜会随卵巢激素变化而发生周期性出血，导致周围纤维组织增生和囊肿、粘连形成，在病变区出现紫褐色斑点或小泡，最终发展为大小不等的紫褐色实质性结节或包块。在自然绝经或人工绝经后，因缺少雌激素的刺激，异位内膜病灶可逐渐萎缩吸收，从而抑制疾病进展，改善相关症状。

但需注意的是，子宫内膜异位症在绝经后仍可能是有症状的。绝经后的子宫内膜异位症通常是绝经前疾病的持续存在或复发。除了子宫内膜异位病变本身可于局部产生雌激素外，绝经后女性超重或肥胖、更年期激素替代治疗或使用他莫昔芬，也是体内雌激素升高的可能原因，可激活潜在的绝经前子宫内膜异位症病变。对于症状持续的患者，手术治疗应是一线选择，建议行全子宫及双侧附件切除术，以使子宫内膜异位症诊断得到组织学确认。对于长期或反复发生的子宫内膜异位症，尤其是当超声检查中发现卵巢囊肿性质改变时，应进行严格的监测或手术治疗。如果患者存在手术禁忌证或手术后疼痛复发，可以选择药物治疗，孕激素和促性腺激素释放激素激动剂（GnRH-a）已被证实可有效减轻疼痛，因此在绝经期子宫内膜异位症的治疗中被优先推荐使用。对于有子宫内膜异位症相关疼痛的绝经后妇女，特别是在不可行手术的情况下，也可以考虑将芳香化酶抑制剂作为一种治疗选择。若患者绝经后仍有明显症状且药物治疗效果不理想，则需考虑切除子宫和双侧输卵管及卵巢。

有研究表明，绝经状态是子宫内膜异位症发生恶变的独立危险因素，绝经后子宫内膜异位症恶变风险增加，尤其是罹患卵巢恶性肿瘤的风险增加。除绝经状态外，年龄增长、长期的雌激素作用而缺乏孕激素拮抗、囊肿直径≥8 cm等也是子宫内膜异位症发生恶变的危险因素，并且每当囊肿直径增加1 cm，则其发生恶变的风险将进一步增加。所以围绝经期的子宫内膜异位症患者更需要注意长期监测管理，警惕相关恶变风险。

综上所述，大部分患者绝经后子宫内膜异位症会得到缓解，但绝经后子宫内膜异位症并不是完全消失，仍然存在症状持续及恶变风险，不可掉以轻心。对于绝经后症状持续的患者，需及时就医，必要时进行手术治疗。

（刘迪芬　王智慧）

19 子宫内膜异位症恶变概率高吗？

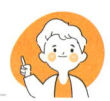

虽然子宫内膜异位症具有侵袭、浸润、种植和远处转移的恶性特征，但它被称为"良性癌"，绝大多数患者终身都处于良性状态。

　　当然，这也不能一概而论，在子宫内膜异位症的诸多类型中，"巧克力囊肿"的恶变率相对较高。但总体而言，子宫内膜异位症恶变的概率仍然较低，仅为1%左右。患者无须过分恐慌，但也不能放松警惕。

　　恶变主要来源于腺上皮，大多发生在卵巢，约占80%，被称为子宫内膜异位症相关性卵巢癌，以透明细胞癌和子宫内膜样癌为主要病理类型。当然，其他部位的子宫内膜异位症也有发生恶变的可能，但较为少见，如直肠阴道隔、腹壁或会阴切口的子宫内膜异位症也有恶变的病例报道。

　　子宫内膜异位症的恶变与多种因素有关，具体机制尚不明确，包括氧化应激、炎症免疫、激素作用及基因突变等。但可以明确的是，子宫内膜异位症与卵巢癌具有密切相关性，子宫内膜异位症患者的卵巢上皮性癌发病率是非子宫内膜异位症患者的3.34倍。

　　患者有以下情况应警惕子宫内膜异位症恶变：①年龄≥45岁（卵巢子宫内膜异位症恶变大多发生在围绝经期）；②绝经后女性；③子宫内膜异位症病程≥10年；④患有子宫内膜异位症相关的不孕症；⑤疼痛节律改变，即由痛经转为慢性盆腔痛；⑥卵巢囊肿过大，直径≥8 cm；⑦影像学检查提示卵巢囊肿内部呈实性或乳头状结构，彩超检查提示病灶血流丰富，阻力低；⑧血清糖类抗原（CA）125水平＞200 U/mL；⑨合并子宫内膜病变。

　　值得注意的是，绝经后即使子宫内膜异位症的临床症状不再存在，子宫内膜异位症患者患卵巢癌的风险也仍然存在。在发生恶变的早期，大多患者以迅速增大的盆腔包块为主要特征，会出现明显的盆腔压迫症状，如下腹坠胀、尿频、肛门坠胀等，还有的患者痛经症状会发生改变，一般表现为突然加重。如果进展到晚期，则症状与卵巢癌类似。如出现上述相关症状，应及时去医院检查，通过妇科检查、B超、MRI、实验室检查等辅助检查，及时治疗，避免贻误治疗时机。当然，若需要明确诊断，仍需要通过病理活体组织检查。一旦确诊，其治疗方案与普通卵巢癌类似，初次治疗以手术治疗为主，再辅以化疗、放疗、生物治疗、靶向治疗等治疗。由于这类患者患病年龄往往比较年轻，临床以早期为主，且细胞分化较好，预后通常比其他卵巢癌患者好。

虽然子宫内膜异位症恶变率较低，但是作为子宫内膜异位症的患者仍然需要定时随访，做好长期管理，尤其是围绝经期的患者，当出现高危因素时，要及时与医生沟通，实现早预防、早诊断及精准治疗。

（杨雅伊　王智慧）

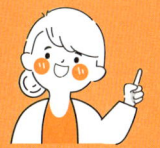

5 第五章

战斗开始

——子宫内膜异位症的诊疗策略

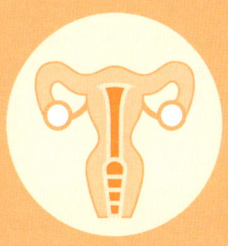

20 子宫内膜异位症有哪些自检方法？

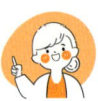

　　要检验自己是否患有子宫内膜异位症，除了去医院进行专业检查外，也有一些自检自查的方法，主要通过出现的症状进行判断。

　　（1）疼痛　痛经是子宫内膜异位症最常见的症状，患者往往会有进行性加重的痛经，甚至影响日常生活和工作。通常月经初期疼痛最明显，有的会持续整个经期。疼痛比较剧烈的患者，需服用止痛药物来缓解。疼痛主要位于下腹深部、腰骶部，并向肛门、会阴、大腿放射。疾病初期或许疼痛不明显，随着时间推移疼痛逐渐加重，起初服用止痛药可能有效，然而后期止痛药加量后效果仍欠佳。此外，子宫内膜异位症也可能使患者在性生活时出现明显的疼痛感，这也可以作为自检依据。

　　（2）月经失调　患者可以通过既往规律性的周期进行自查，主要表现为经期延长，经量增多，严重时会导致贫血。这通常反映了患者的卵巢功能出现障碍，但并不是所有的月经失调都是子宫内膜异位症引起的，必须去医院做相应的检查才能够确诊。

（3）已经排除其他病因引起的不孕　不孕是子宫内膜异位症非常典型的症状，异位的子宫内膜会影响卵巢的生殖和内分泌功能，不利于卵泡的成熟及排出，还可与周围的输卵管发生粘连，影响受精卵的形成。因此，备孕的时候需要去医院做一个全方位的检查，排除患上这种疾病的可能。

（4）大便坠胀或膀胱症状　当异位病灶刺激到直肠，会引起局部坠胀甚至疼痛的情况。如果出现周期性的尿频、尿痛症状，也可能与子宫内膜异位症有关，若病灶侵犯到了膀胱，甚至会出现周期性血尿。

（朱雨情　王智慧）

21 确诊子宫内膜异位症需要做哪些检查?

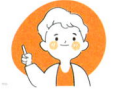

在上一问的回答中我们了解了子宫内膜异位症的自检方法，处于生育期的女性如果出现继发性痛经且进行性加重、不孕或慢性盆腔痛，妇科检查扪及与子宫相连的囊性包块或盆腔内有触痛性结节，即可初步诊断为子宫内膜异位症。需要明确的是，经腹腔镜检查的盆腔可见病灶和病灶的病理活体组织检查是确诊依据，但病理检查结果呈阴性并不能排除子宫内膜异

位症的诊断。临床上还是需借助下列辅助检查，才能早发现、早治疗，避免病情加重而影响治疗。

（1）影像学检查　超声检查是诊断卵巢异位囊肿和膀胱、直肠子宫内膜异位症的重要方法，可确定异位囊肿位置、大小和形状，其诊断敏感性和特异性均在96%以上。囊肿呈圆形或椭圆形，与周围（特别是子宫）粘连，囊壁厚而粗糙，囊内有细小的絮状光点。因囊肿回声图像无特异性，不能单纯依靠超声图像确诊。盆腔计算机体层成像（CT）及MRI对盆腔子宫内膜异位症有诊断价值，但费用昂贵，不作为初选的诊断方法。

（2）血清CA125和人附睾蛋白4（HE4）测定　血清CA125水平可能升高，重症患者更为明显，但变化范围很大，多用于重度子宫内膜异位症和疑有深部异位病灶者。但CA125在其他疾病如卵巢癌、盆腔炎性疾病中也可能出现升高的情况，CA125诊断子宫内膜异位症的敏感性和特异性均较低，不作为独立的诊断依据，但有助于监测病情变化，评估疗效和预测复发。HE4在子宫内膜异位症患者中多在正常水平，可用于与卵巢癌的鉴别。

（3）腹腔镜检查　这是目前国际公认的子宫内膜异位症诊断的最佳方法，除了阴道或其他部位可直视的病变外，腹腔镜检查是确诊盆腔子宫内膜异位症的标准方法。对在腹腔镜下见到大体病理所述的典型病灶或可疑病变进行活体组织检查即可确诊。通过腹腔镜检查或剖腹探查确定子宫内膜异位症的临床分期，对后期选择患者的治疗方案十分重要。

误诊误判是每个人都想极力避免的事，患者应遵从医嘱，及时完善各项检查，根据检查结果，医生再结合患者的年龄、生育情况、临床表现、妇科检查等综合评判，与其他疾病相鉴别，才能作出更明确的诊断，制订相应的治疗措施。

（朱雨情　王智慧）

22 子宫内膜异位症能自愈吗？

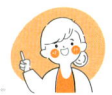

少部分子宫内膜异位症是有可能自愈的。

我们知道，月经来潮实际是子宫内膜在卵巢激素的作用下发生的周期性变化。子宫内膜在雌激素的作用下出现增殖期改变，在雌激素、孕激素的作用下增殖期内膜出现分泌期改变，当雌激素、孕激素撤退后便脱落形成月经。子宫内膜异位症是一种激素依赖性的疾病，异位的子宫内膜也会随着激素的变化而发生周期性出血，从而导致疼痛、不孕等。

那么反过来想，是否可以从卵巢激素的角度来治疗子宫内膜异位症？答案是肯定的。失去了激素的支持，病灶可能相应出现萎缩。什么时候卵巢激素处在较低水平呢？那就是妊娠期或绝经期。育龄期是子宫内膜异位症的高发阶段，但在女性怀孕期间，体内激素的周期性变化消失，暂无月经来潮，客观上抑制了异位病灶的发展，并且在产后的一段时间里痛经症状会减轻甚至完全缓解。而绝经后，卵巢功能衰退，分泌的激素水平显著降低，子宫内膜萎缩而月经停止，异位病灶也出现相应的萎缩。因此，妊娠可暂时阻止疾病的发展，自然绝经后异位内膜病灶也可能逐渐萎缩，直至吸收。

由以上得知，在妊娠期的高孕激素状态下或绝经期的低雌激素状态下，子宫内膜异位症是有可能自愈的。但这并不代表能百分之百痊愈，只要体内激素恢复周期性变化，病灶就可能再次生长，所以育龄期女性患子宫内膜异位症后自愈的可能性非常低。

因此，在治疗子宫内膜异位症时，医生会询问患者是否有生育计划，如果时机合适，医生会鼓励尽早妊娠，不仅可以缓解病情的发展，也避免了患者后期可能出现的生育问题，但后续仍需要定期检查，防止疾病进展。围绝经期的女性可以期待疾病的自愈，但不代表可以放任不管，甚至还要加强体检和监测，包括妇科B超、CA125检查，必要时可能还需要手术探查。有研究证实，围绝经期女性发生子宫内膜异位症恶变的可能性更高，疾病凶险程度也更高。因此，在围绝经期及绝经后疼痛持续存在或节律改变，以及监测发现子宫内膜异位症病灶没有缩小，反而增大，都应该警惕子宫内膜异位症恶变的可能。越早发现问题，受到疾病及相关治疗的伤害就越小。

综上所述，虽然子宫内膜异位症有自愈的可能，但也要及时到医院接受正规的检查与治疗，围绝经期女性不可盲目乐观而忽略定期的检查，以防病情加重延误治疗。

（朱雨情　王智慧）

23 怎么治疗子宫内膜异位症？

子宫内膜异位症是一种慢性病，其病因不清，难以根治。在治疗上需要根据患者的实际情况，结合患者年龄、生育需求、病情状况、自身意愿等，进行个体化综合治疗。作为慢性病，治疗上更要注意长期管理。子宫内膜异位症的治疗方法主要包括药物治疗和手术治疗两方面，此外，还涉及介入治疗及辅助治疗（如辅助生殖技术治疗）等。治疗的总目的是"减灭和消除病灶，减轻和消除疼痛，改善和促进生育，减少和避免复发"。需要注意的是，本篇是对子宫内膜异位症治疗的整体介绍，针对疼痛、不孕等不同症状的治疗不可同一而论，应分别对待，后文会为大家逐个详细介绍。此处主要介绍的是子宫内膜异位症药物治疗及手术治疗的大体情况。

（1）药物治疗　主要目的是抑制卵巢功能，适用于出现疼痛症状、有生育要求且无卵巢囊肿形成的患者。药物治疗主要分为非甾体抗炎药（NSAID）、口服避孕药、高效孕激素、雄激素衍生物、促性腺激素释放激素激动剂（GnRH-a）及中药六大类。药物治疗目前并没有标准化方案，各种方案疗效大致相同，但副作用不同，所以，选择药物时要综合考虑药物的副作用、患者的意愿及经济能力而选择个体化方案。

非甾体抗炎药（NSAID）： 如布洛芬等，可以单独使用或者与其他镇痛药同时使用，主要用于减轻子宫内膜异位症相关的疼痛。布洛芬作为常规止痛药，很多患者疼痛时会自行服用，但需要注意，不能在6小时内重复服用，如疼痛不缓解，建议到医院就诊。也并不建议患者长期使用，长期使用非甾体抗炎药会增加胃溃疡发生的风险。

口服避孕药： 包括短效避孕药等，是最早用于子宫内膜异位症治疗的激素类药物，也是目前治疗子宫内膜异位症相关疼痛的首选用药。适合青春期女性及暂时无生育要求的育龄期女性长期使用。虽然它可以长期使用，但它也存在恶心、呕吐等副作用，并且会增加血栓形成的风险。

高效孕激素： 如地诺孕素、地屈孕酮、左炔诺孕酮宫内缓释系统（曼月乐环）等，能使患者体内的孕激素水平提高，雌激素水平降低，在体内营造出"假孕"状态，此时患者月经不会周期性来潮。我们已经知道，子宫内膜异位症是一种激素依赖性疾病，当雌激素水平偏低时，子宫内膜异位症的症状自然能得到控制。它的副作用主要有恶心、体重增加、阴道不规则点滴出血等。患者在停药数月后痛经缓解，月经恢复。

雄激素衍生物：如孕三烯酮等。和孕激素导致的假孕不同，孕三烯酮能使患者处于假绝经状态，其目的都是使雌激素水平降低，使子宫内膜异位症症状得到控制。和孕三烯酮作用类似的还有孕激素受体拮抗剂，如米非司酮也能使患者呈现假绝经状态。但使用孕三烯酮等雄激素衍生物会导致患者体内雄激素含量升高，出现雄性化作用，如毛发增多、情绪改变、声音变粗等。

促性腺激素释放激素激动剂（GnRH-a）：使用GnRH-a的疗法被称为"药物性卵巢切除"。顾名思义，GnRH-a能明显抑制卵巢功能，使患者出现暂时性闭经。和假绝经状态不同，因为卵巢功能被明显抑制，患者会出现潮热、阴道干燥、性欲减退和骨质丢失等低雌激素症状，在停药后才会消失。目前，常用的GnRH-a类药物有亮丙瑞林、戈舍瑞林等。用药后可缓解疼痛，一般第2个月开始闭经，停药后在短期内可恢复排卵。

中药：对于子宫内膜异位症患者，可考虑中药口服或联合灌肠治疗。在服用中药汤剂不便的情况下，也可选择中成药，如丹莪妇康煎膏、散结镇痛胶囊、桂枝茯苓丸、血府逐瘀颗粒等。中药对于缓解疼痛等症状有较好的疗效，也可以与西药同时使用，能降低不良反应的发生率，提高妊娠率。

（2）手术治疗　主要目的是切除病灶，恢复解剖结构。适用于药物治疗后症状不缓解、局部病变加剧或生育功能未恢复及较大的卵巢内膜异位囊肿患者。腹腔镜手术是首选的手术方法，目前认为腹腔镜确诊、手术结合药物治疗为子宫内膜异位症的"金标准"。手术方式主要有以下3种：

保守性手术：保留生育功能手术，也叫病灶切除术。手术中尽量切除肉眼可见的病灶，剔除卵巢子宫内膜异位囊肿及分离粘连。适合药物治疗无效、年龄较小和有生育需求的患者。术后复发率约40%，因此术后患者应尽早备孕或使用药物以减少复发。

半根治性手术：保留卵巢功能手术，切除全子宫，保留至少一侧或部分卵巢。主要适合无生育要求、症状重或者复发后经保守性手术或药物治疗无效，但年龄较小希望保留卵巢内分泌功能者。术后复发率约5%。

根治性手术：全子宫及双侧附件切除术，将子宫、双侧附件（卵巢、输卵管）及盆腔内所有异位内膜病灶予以切除，适用于年龄较大、无生育要求、症状重或复发后经保守性手术或药物治疗无效的患者。术后不用雌激素补充治疗者，几乎不复发。

正因为手术后仍旧存在复发可能，故患者在术后仍不能放松警惕。术后长期管理可使用GnRH-a、孕三烯酮或曼月乐环等，也可应用中药或中西医结合治疗预防复发。

总而言之，对于子宫内膜异位症患者而言，在选择治疗方案时，需要和医生进行充分的沟通，了解不同治疗方案的利弊，结合医生建议、自身病情状况、经济因素等选择合适的治疗方案。

（刘迪芬　李珏）

24 子宫内膜异位症可以根治吗？

　　子宫内膜异位症具有激素依赖性，易于复发，尤其是选择药物治疗及保守性手术治疗的患者，存在较大的复发风险。对于想要根治子宫内膜异位症的患者来说，最简单粗暴的根治方法就是将这些病灶及子宫、卵巢全部切除，临床上主要采用的就是子宫内膜异位症根治术，即全子宫及双侧附件切除术，手术切除全子宫、双侧附件及所有肉眼可见的病灶，现常在腹腔镜下进行。

　　但实际上，临床对于大部分患者，尤其是育龄期女性，并不推荐行子宫内膜异位症根治术。根治性切除子宫及双侧附件并非一劳永逸。作为女性盆腔内的重要器官，子宫及卵巢都具有相当重要的作用。大家或多或少对子宫都有些了解，女性子宫的主要功能是产生月经及孕育胎儿，切除子宫会导致患者没有月经及不能生育。相比之下，卵巢的重要性则经常被忽略。卵巢作为女性的性腺，其主要功能是产生卵子并排卵和分泌性激素（雌激素、孕激素等）。双侧卵巢切除后，会导致患者性激素分泌减少。患者体内性激素水平下降，就会出现潮热、盗汗、烦躁、失眠等更年期症状及骨质疏松等问题。故该种手术适合年龄较大、无生育要求、症状重或者复发后经保守性手术或药物治疗无效者。对于根治术后想控制潮热、盗汗、烦躁、失眠等更年期症状的患者，通常可采用激素替代疗法，即通过补充性激素以缓解更年期症状，但激素应用量过多可能会刺激残留病灶生长，引起子宫内膜异位症复发。性激素补充应根据患者的症状，进行个体化治疗。即使子宫已经切除，如有残存的子宫内膜异位症病灶，建议雌激素补充治疗的同时应用孕激素。无残存病灶也可只应用雌激素补充治疗。除此之外，还应关注体内雌二醇水平，使雌激素水平符合"两高一低"的原则，即"高到不出现症状，高到病情不复发，低到不引起骨质丢失"。

总之，子宫内膜异位症存在复发可能，但也是可以根治的，临床上常采用全子宫及双侧附件切除术。对术后更年期症状明显的患者，可适当调整雌激素的用量，以达到控制症状的目的，又不至于引起子宫内膜异位症复发。但对于大部分患者，尤其是有生育需求且较为年轻的患者，仍建议进行保守治疗。

（刘迪芬　李珏）

25 子宫内膜异位症的保守治疗有哪些途径？

很多人可能认为患子宫内膜异位症就意味着要做手术，其实不然。只有满足以下其一或多项才需要进行手术治疗：卵巢子宫内膜异位囊肿直径≥4 cm；合并不孕；有明显症状，且药物治疗无效。

子宫内膜异位症的药物治疗主要分为三大类：镇痛治疗、假孕疗法、假绝经疗法。接下来将一一为您解释。

（1）镇痛治疗　一种对症治疗，主要是为了缓解子宫内膜异位症患者的痛经及月经间期盆腔痛的症状。所用的药物主要为NSAID，市面上主要在售的包括布洛芬（首选）、阿司匹林、对乙酰氨基酚、吲哚美辛、萘普生、萘丁美酮、双氯芬酸、尼美舒利、罗非昔布、塞来昔布等。口服此类药物主要为控制症状，但无法延缓子宫内膜异位症的发生发展，故子宫内膜异位症患者在单独口服非甾体抗炎药的同时，要注意定期至医院复查子宫内膜异位症的发展情况，以免延误病情。

用法：建议镇痛药与其他种类的治疗药物联合使用，推荐与孕激素或短效避孕药联用。一般在痛经或月经间期下腹痛发作时使用，两次用药间隔≥6小时。阿司匹林或其他非甾体抗炎药过敏者禁用，消化道疾病患者慎用；用药时请遵医嘱。

不良反应：非甾体抗炎药对胃肠道黏膜有一定的刺激，应避免空腹服用；长期服药可能有胃肠道反应，要警惕胃溃疡的发生。

（2）假孕疗法　服用孕激素类药物，模拟人体怀孕时体内的激素水平，从而使人体达到一个类似怀孕的状态。这种情况下，孕激素可以使子宫内膜向分泌期改变，使不在正常位置的子宫内膜不再生长，从而抑制子宫内膜异位症的发展。有证据证明，有新型的孕激素在缓解子宫内膜异位症痛经的同时还可以缩小卵巢的子宫内膜异位囊肿，并且随用药时间的延长，异位囊肿的缩小效果更显著。

药物种类：市面上常见的孕激素类药物包括地诺孕素（首选）、甲羟孕酮、地屈孕酮、左炔诺孕酮宫内缓释系统（曼月乐环）等。

用法：孕激素类药品中各药品孕激素的含量及用法各不相同，请遵医嘱使用，切忌自行服用，且服药期间不要擅自停药。

不良反应：服药期间可能会出现恶心呕吐、突破性出血、乳房胀痛、体重增加、消化道症状及肝功能异常等，服用期间切忌擅自停药，若出现不良反应需及时到医院就诊。

（3）假绝经疗法　通过使用抗雌激素的药物让卵巢停止排卵，体内的激素水平下降至类似于绝经后的激素水平，从而使异位的子宫内膜萎缩、吸收。

药物种类：通过假绝经疗法治疗子宫内膜异位症的药物种类较多，下面主要介绍常用且副作用较少的几类：

● 短效口服避孕药（COC）

市售药物：屈螺酮炔雌醇片（优思明）、屈螺酮炔雌醇片（Ⅱ）（优思悦）、炔雌醇环丙孕酮片（达英-35）等。

用法：短效避孕药应周期性、连续性服用，切忌漏服或擅自停药，否则会造成阴道流血，凝血功能障碍及肝肾功能障碍者禁用，具体用法请遵医嘱，请勿擅自服用。

不良反应：服用期间可能会出现恶心呕吐、体重增加、阴道流血。偶有消化道症状或肝功能异常。40岁以上或有高危因素（如糖尿病、高血压、血栓史及吸烟）的患者，要警惕发生血栓的风险，用药前请查明凝血功能及肝肾功能情况，并在用药期间定期复查。

● GnRH-a

市售药物：亮丙瑞林、曲普瑞林、戈舍瑞林等。

用法：制剂不同，用法会有所不同，主要有皮下注射或肌内注射，每28天1次，用药周期为3～6个月或更长时间，具体用药方法及用药时长请遵医嘱。

不良反应：主要是围绝经期症状，如潮热、阴道干燥、性欲下降、失眠及抑郁等。长期应用则有骨质丢失的可能，故应用3～6个月后可考虑同时服用少量雌激素，既不影响治疗效果，又可减轻副作用。

由此可见，子宫内膜异位症的保守治疗途径有很多，早期子宫内膜异位症患者使用保守治疗的方式，不仅可以减少手术对身体的损伤，还可以减轻患者的经济负担。因此，有子宫内膜异位症发病高危因素或者有自觉症状的患者要尽早到医院检查，争取尽早治疗，尽快康复。

（吴芷境　李珏）

26 治疗子宫内膜异位症有哪些手术方式？

很多子宫内膜异位症的患者对于医生所说的"手术"可能还是有些疑虑：会不会手术之后就没办法再怀孕了？手术后多久才能怀孕？……接下来我将为您详细解答医生治疗子宫内膜异位症时是怎样选择手术方式的。

子宫内膜异位症手术方式的选择会参考两个方面，一是病灶的大小及严重程度，二是患者的生育意愿。手术分为腹腔镜手术或开腹手术，腹腔镜手术的创伤小，恢复周期短，现运用较多。根据手术范围的大小，将其分为3种手术类型：保守性手术、半根治性手术、根治性手术。

（1）保守性手术

手术范围：保守性手术即保留生育功能的手术，在手术中需要切净或破坏（电凝）所有肉眼可见的异位病灶，分离盆腔、腹腔内的粘连组织，并恢复正常的解剖结构，保留子宫及一侧或双侧卵巢，以保留正常的生育及内分泌功能。

适应人群：适用于临床症状较重，且使用保守药物治疗无效，年龄较轻，或后续有生育要求的患者。

术后随访：由于部分子宫内膜异位症病灶肉眼难以观察，故术中有遗漏病灶的可能。保守性手术的术后复发率约为40%，因此建议接受该术式的患者术后尽快受孕，推荐在半年内受孕。具体受孕时间根据术中的创面及病灶大小而定，详情应咨询主刀医生，若在半年内仍未自然受孕，建议使用辅助生殖措施助孕。若暂无生育计划者，建议接受术后补充治疗，如GnRH-a、口服避孕药、左炔诺孕酮宫内缓释系统（曼月乐环）等，并定期复查，以降低术后复发的可能性。

（2）半根治性手术

手术范围：半根治性手术即保留卵巢功能的手术，术中切除子宫及肉眼可见的异位病灶，保留至少一侧的卵巢组织。本术式一方面保留了卵巢的内分泌功能；另一方面由于切除范围较保守性手术大，术后复发率进一步降低。

适应人群：适用于无生育要求，且年龄在45岁以下，临床症状较重，药物治疗或保守性手术治疗无效的患者。

术后随访：半根治性手术较保守性手术范围大，术后复发率约为5%。但半根治性手术保留了部分的卵巢组织，不排除随着体内雌激素、孕激素的周期性波动，术中肉眼不可见的异位子宫内膜组织仍进一步增殖。术后建议补充治疗，如GnRH-a、口服避孕药、左炔诺孕酮宫内缓释系统（曼月乐环）等，并定期复查，以减少术后复发的可能。

（3）根治性手术

手术范围：根治性手术即切除全子宫、双侧附件及所有肉眼可见的病灶。

适应人群：适合年龄在45岁以上、无生育要求、症状重或者复发后经保守性手术或药物治疗无效者。

术后随访：根治性手术术后的复发率极低，但由于切除了子宫及卵巢组织，体内的雌激素、孕激素水平降低，患者可能出现围绝经期症状，如潮热、阴道干燥、性欲下降、失眠及抑郁等。症状较重者可考虑补充低剂量雌激素，但补充雌激素后有增加复发的风险，治疗所需剂量应根据个体因素进行调整，以便最大限度地减轻围绝经期症状，且不增加复发的可能性。

治疗子宫内膜异位症时根据个体因素合理地选择术式很关键，手术后及时的药物补充治疗及术后随访同样重要。总之，增加子宫内膜异位症患者的受孕率，降低子宫内膜异位症的复发率需要医患双方的共同努力。

（吴芷境　李珏）

27 治疗子宫内膜异位症一定要切除子宫吗？

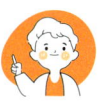

很多患者认为患子宫内膜异位症后，医生所说的"手术"就是要切除子宫，因而对此产生了恐惧，病情一拖再拖，以至于延误了最佳的治疗时机。子宫内膜异位症的手术方式有很多种，在上一问的回答中我们了解了根据手术范围的大小，可以分为根治性手术、半根治性手术及保守性手术3种。对于年龄较小、病情较轻且有生育要求的患者，一般不需要切除子宫。但是对于病情严重且无生育要求的患者来说，切除子宫及双侧附件的根治性手术会获得更好的治疗效果。总之，患子宫内膜异位症并不是都要切除子宫的，医生会根据个体的情况和患者意愿推荐手术方式和处理方式，最终在医生及家属充分沟通后，共同选择出最合理的手术方式。

（吴芷境　李珏）

28 手术治疗子宫内膜异位症 有哪些风险?

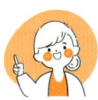

在妇科手术中，治疗子宫内膜异位症的手术虽然不是特别大的手术，但是手术操作都是有风险的。手术的风险一般分为以下3个方面，分别为麻醉的风险、手术操作的风险及术后的风险。

（1）麻醉的风险　目前，子宫内膜异位症手术最常用的麻醉方式是全身麻醉。全身麻醉总体安全性很高，但麻醉操作都是有风险的，如反流、误吸、呼吸道梗阻、低血压、高血压、心律失常等。但这些风险的发生率很低，而且麻醉科医生有很高的医学素养和抢救技能，所以手术麻醉一般是很安全的。

（2）手术操作的风险　由于异位内膜病灶会随雌激素、孕激素的周期性变化而增殖，易在病灶周围形成粘连，而子宫内膜异位症手术的难度主要取决于患者盆腔、腹腔组织的粘连情况。在分离粘连的过程中，可能会伤及周围的正常组织。术中用到的电凝工具可能会对周围组织产生热损伤。若病灶部位位于卵巢，则可能损伤卵巢组织，造成术后卵巢功能减退；在剥离囊肿或分离粘连时可能会伤及血管，造成术中出血；病灶若位于子宫前壁或后壁则有损伤膀胱或肠管的可能。但对于经验丰富的医生而言，术中这些风险大多是可以避免的，且术中若发现损伤也可以及时修补，避免更大的损害。

（3）术后的风险　术后恢复的过程中，患者也是需要细心地护理和关注的，若护理不到位也会产生一些风险。如术后切口的感染、延迟愈合、不愈合等，但子宫内膜异位症一般采用腹腔镜手术，手术切口较小，感染的可能性较低，不愈合的可能性也较低。术后还存在复发的风险，因为子宫内膜异位症是一种极易复发的良性疾病，特别是对于重症的患者，手术操作可能做不到完全切净，所以术后尽快怀孕或药物补充治疗在降低复发率方面至关重要。术后还有血栓形成的风险，由于患者术后需要卧床休息，且因手术操作造成机体的一系列反应，可能会导致血栓的形成，因此术后适量活动，或者必要时抗凝药物的使用对于预防血栓形成也是很有必要的。

虽然进行手术操作一定会伴随着风险因素，但是对于大部分的患者来说，手术治疗是现阶段治疗子宫内膜异位症的最好办法。而且，子宫内膜异位症的手术治疗已较为成熟，所以大家不要有太大的恐惧心理，以免延误治疗时机，从"小手术"拖到"大手术"，这是医生和患者都不想看到的结果。

（吴芷境　李珏）

29 子宫内膜异位症术前应该做哪些准备呢？

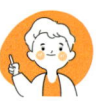

（1）患者准备　患者在做子宫内膜异位症手术之前需要先住院观察，待各项指标达标时再进行手术。为了使麻醉过程顺利进行，减少咳嗽、气管炎、肺淤血等一系列术后并发症的产生，患者在手术前3天要尽可能不吸烟喝酒，另外在手术当天要空腹，调整好心态，保持良好的情绪，相信并配合医护人员。

（2）术前特殊准备

高血压患者：血压应维持在160/100 mmHg以下。

心脏病患者：术前应评估心脏病患者对手术的耐受能力。非紫绀型先天性心脏病和风湿性心脏病患者耐受能力良好，冠心病和房室传导阻滞患者耐受能力较差，而急性心肌炎、急性心肌梗死和心力衰竭患者耐受能力极差。对于这类心脏病患者，除非是急症抢救，否则均应推迟手术。

糖尿病患者：血糖稳定在5.6～11.2 mmol/L较为适宜。

呼吸功能障碍患者：肺功能不全并发感染者，必须控制感染，改善肺功能，方可手术。

肝脏疾病患者：肝损害较严重或濒于失代偿者，手术耐受力显著下降，需经长时间严格准备，表现有明显营养不良、腹水或黄疸者，一般不宜行任何手术。

肾脏疾病患者：轻、中度肾功能损害者，经过适当内科处理，均能较好地耐受手术；重度患者接受处理后，依然能比较安全地耐受手术。

肾上腺皮质功能不全患者：可从术前2天开始给予适量的激素，以提高对手术的耐受力。

（3）术前护理准备　我们的护士会为患者做好充分的术前准备。一般来说，首先，他们将对患者实施心理护理。众所周知，腹腔镜手术作为一项比较新的医疗技术，大部分患者对其不了解，因此在手术前会出现一定的担忧，也就需要对患者实施相应的心理护理。护士们会将手术相关的内容言简意赅地告知患者，减轻其恐惧心理，保证良好的心情也有助于手术的顺利进行。其次，他们亦会做好各项准备工作，包括：①患者的阴道准备（放置举宫器，做好子宫腔及阴道的各项操作准备，并在手术实施前1～2天对阴道进行消毒）；②皮肤准备（对患者脐部皮肤全部实施1次清洁消毒，并确保患者脐部皮肤无任何损伤）；③肠道准备（由于子宫内膜异位症患者多有盆腔病灶，容易出现盆腔粘连，没有良好的肠道准备容易影响手术，造成邻近脏器损伤，所以要求患者术前12小时内禁食禁饮，并且在术前1天可以进行1次灌肠，确保患者宿便全部排出，肠道清洁）。

（4）术前评估　子宫内膜异位症的手术对妇科医生来说

具有一定的挑战性。为了进行完整的手术并避免手术并发症，应正确彻底地进行术前评估，内容包括了解患者病史、双合诊盆腔检查和窥器评估、经阴道/经直肠超声、盆腔MRI、双重对比灌肠、直肠乙状结肠镜检查、静脉肾盂造影。

（魏鑫俊　李珏）

30　子宫内膜异位症术后有哪些并发症？

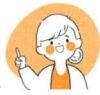

对于子宫内膜异位症患者来说，手术是一把双刃剑。一方面，手术可以去除病灶，减轻症状，改善生育能力；另一方面，手术又可能造成盆腔粘连，影响卵巢功能，降低妊娠率，导致相关并发症的发生。子宫内膜异位症手术的并发症一般可分为两类，即腹腔镜手术相关并发症及卵巢功能减退相关的并发症。

（1）腹腔镜手术相关并发症　①人工气腹，包括：皮下气肿、气胸、纵隔气肿、高碳酸血症及低氧血症、气体栓塞，以及气腹相关性心律失常。所以腹腔镜手术前需要评估患者的肺功能，若有肺功能不全，二氧化碳经过腹膜吸收，在体内蓄积，则可导致高碳酸血症。②腹壁穿刺相关并发症，包括：穿刺孔出血、腹壁水肿、腹内脏器及大血管穿刺伤。其中穿刺孔出血在腹腔镜手术中的发生率不高，其发生的组织部位主要有3处，即皮下组织、肌肉组织及腹膜外组织。③腹腔镜高频电流造成的内脏损伤：引起内脏损伤的常见原因有高频电钩电铲绝缘失效，电凝器使用不当，直接连接电流及高频电流的趋肤效应引起的组织延迟性损伤和热传导损伤等。④腹腔镜术后穿刺孔疝：产生这种并发症的常见原因有穿刺孔的直径超过10 mm、穿刺孔位于脐部或中下部腹肌薄弱处、缝合不良及腹压升高。⑤血管损伤，如：静脉血栓。一般腹腔镜手术腹压为12～14 mmHg，压力过大会导致下肢静脉回流阻力增加，静脉回流减慢。若手术时间比较长，静脉回流速度相对比较慢，容易出现下肢、肠系膜血管静脉血栓形成，但这种情况发生率并不高。

（2）卵巢功能减退相关的并发症　子宫内膜异位症术后最常见的并发症之一是卵巢储备功能减退，可能导致医源性不孕或绝经提前。其中，不孕虽然几乎不引起患者的躯体不适，但是长期不孕对患者心理、夫妻感情、家庭生活、社会生活甚至性生活影响甚大，使患者生活在担忧、焦虑、自卑、恐惧当中，常导致患者出现不同程度的心理和情感障碍。这种躯体和心理的不适，是长期治疗而未果的结局，严重影响患者的生活质量和身心健康，需要及时进行诊治。

（3）其他常见并发症　不论是开腹还是腹腔镜的手术方

式，都有可能在术后出现盆腔粘连，引起慢性腹痛。由于子宫内膜异位症极易复发，即使采取手术治疗，后期也可能出现其他部位的异位病灶，并且如果在手术过程中操作不当，未将切口部位冲洗干净，腹壁切口子宫内膜异位症的发生率将大大增加。

（魏鑫俊　李珏）

31 子宫内膜异位症术后注意事项有哪些？

手术对于每位患者来说都是一场战斗。手术后患者身体较为虚弱，需要多加休息，避免剧烈活动，饮食中也要避免辛辣刺激的食物，同时还要保持愉快的心情，这些都有利于术后的恢复。子宫内膜异位症术后2年平均复发率为20%，5年平均复发率为50%，故子宫内膜异位症术后更应注重长期管理。

（1）无生育计划患者　对于尚无生育计划的育龄期患者，治疗目标是缓解症状，预防疾病进展，保护生育能力。为了减少疾病复发，术后进行长期的药物治疗是一项有效措施，常用药物包括口服避孕药、GnRH-a和中药等。用药期间必须保持定时随访，一般建议在术后半年内每3个月随访1次，半年后每6

个月随访1次。随访手段主要包括妇科检查、超声检测、卵巢储备功能检测、CA125检查等。

在围绝经期子宫内膜异位症的长期管理中，需重视与子宫内膜异位症有关的恶性肿瘤，并提防子宫内膜异位症发生恶变。对围绝经期子宫内膜异位症患者，术后宜每3～6个月随诊1次。按照手术方法确定随访内容，对非根治性切除术患者，应关注患者的症状、妇科检查、超声波检测、肿瘤标志物（如CA125、CA199）等；针对已行根治性手术患者，可免除常规性妇科检查与随访。行根治性手术后出现潮热、盗汗、情绪异常等更年期症状的患者，则可以低剂量服用雌激素受体替代药物，但应注意检测体内雌二醇水平。

（2）有生育计划患者　术后患者可通过检测性激素六项、抗米勒管激素（AMH）水平，B超监测排卵等手段判断卵巢储备功能。医生会根据患者子宫内膜异位症的美国生殖医学学会（ASRM）分期和子宫内膜异位症生育指数（EFI），并依据是否伴有高风险因素，给予相应的生育管理与指导。腹腔镜术后半年内及药物治疗后停药的半年内，是子宫内膜异位症患者的最佳怀孕时机，这时候患者应调整好心情与状态，期待新生命的降临。若半年后仍未怀孕甚至出现子宫内膜异位症复发时，则需积极采用辅助生殖技术。

子宫内膜异位症术后如果未能进行正确的观察与处理，则疾病复发在所难免。无论是药物治疗还是复查随访，都应该按时、长期地进行下去，遵从医嘱，做好打"持久战"的准备。

（魏鑫俊　李珏）

32 中医是如何认识子宫内膜异位症的？

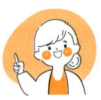

　　中医主要根据疾病的症状、发病因素、发病时间等方面的特点对疾病进行命名，因此中医学中是没有子宫内膜异位症这一名称的。但中医古籍中有许多关于子宫内膜异位症的疾病记载，医家们根据本病的临床特征将其归属于"癥瘕""经行腹痛""腹痛""无子"等范畴。

　　从中医角度看，子宫内膜异位症是因经络不通，气血凝滞，发而为病。发病的根本原因在于"血瘀"，发病与肝、脾、肾三脏密切相关。"血瘀"在传统医学中指的是血脉运行不畅，血行迟缓涩滞而导致血液壅阻于血脉或离经停积等。由于外邪侵袭、情志内伤、素体虚弱等，脏腑功能失调，气血失和，血液离经形成瘀血，阻碍冲任胞宫。简单理解就是，体内的血液由于各种因素运行缓慢或离开了原本的血管，瘀阻在局部，影响了局部的生理状态或正常功能，就好似原本畅通的道路上出现了车祸，行驶的汽车停滞不前，造成了交通瘫痪。脉络不通，气血运行不畅，则见疼痛；瘀积日久，腹中结块则成癥瘕；瘀血阻滞冲任胞宫，两精不能结合，以致不孕。

中国中西医结合学会妇产科专业委员会2019年发布的《子宫内膜异位症中西医结合诊治指南》提出了子宫内膜异位症的临床诊断标准，并根据子宫内膜异位症临床表现的特殊性，按照制定的规范和方法明确了子宫内膜异位症的证型，其中子宫内膜异位症性痛经分为气滞血瘀型、寒凝血瘀型、湿热瘀结型，子宫内膜异位症性不孕症为肾虚血瘀型。中医常说"不通则痛，通则不痛"，因而治疗子宫内膜异位症的关键在于"化瘀"。虽然不同医家对于疾病都有各自的理解，但无不立足于"瘀"，"血瘀"贯穿于子宫内膜异位症发生发展过程中的多个环节，可分虚实、寒热，可夹痰、夹湿，但治疗均以活血祛瘀为本，在此基础上再根据患者不同的临床表现加以辨证。由于子宫内膜异位症与月经周期密切相关，故治疗时还需结合患者月经的不同时期及患者体质分别论治。

（魏鑫俊　张瑞瑞）

33 中医药如何治疗子宫内膜异位症?

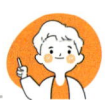

（1）辨证治疗 中医各家在治疗子宫内膜异位症时通过临床辨证、治病求本、标本同治等原则，以"血瘀"为治疗关键，得出不同的治疗方案。但就目前研究而言，子宫内膜异位症的辨证分型并没有一个确定的分类，但其病机主要是由血瘀引起，其治疗原则以行气活血、化瘀止痛为主。

寒凝血瘀：临床通常表现为月经期间小腹疼痛而且怕冷，采用热水袋或者热水、理疗等方法热熨以后，疼痛就会得到缓解，月经后期，月经量少，有血块，面色晦暗，手足不温，则考虑寒凝血虚，治疗时应以温经散寒、活血化瘀为主。

气滞血瘀：临床上患者经常表现为情志抑郁，胸闷，甚至乳房胀痛，下腹胀痛，经期延长，或经量多，经色暗夹血块，治疗时应以理气止痛、活血化瘀为主。

肾虚血瘀：临床上此类患者在经常痛经的同时伴有腰膝酸软、腰背酸痛、小便清长、夜尿频多等肾虚表现，而且此类患者一般舌质淡暗，舌边可见瘀点或瘀斑。治疗时以益气补肾化瘀为主。

气虚血瘀：临床上此类患者经常表现为月经量多或经期延

长，但经色淡红且有血块，经行或经后下腹痛，面色无华，气短懒言，语声低微，倦怠嗜卧，纳少便溏。此种证型治疗时应以益气扶正为主，辅以活血化瘀法。

痰瘀互结：临床上此类患者在痛经的同时白带可见明显异常。带下量多色黄、月经量多，经期延长，经色暗，有血块，质黏稠，经行小腹疼痛；身热口渴，心烦不宁，大便秘结，小便黄赤；舌暗红。此类患者当以活血祛瘀、化痰消癥为主，辅以调理气机，扶助正气。

（2）周期治疗　不同时期的子宫内膜异位症在病理表现上呈现出较大差异，经期内症状多因气虚所致，经期后血瘀程度加重。经行期间当以控制症状、减轻疼痛为主；非经期拟消除病灶，治宜化瘀散结。于经期内应用川芎、延胡索等理气药物及温经散瘀的桂枝，可起到行气止痛、疏通经络之效，符合月经期内经行通畅、活血通经的治疗要求，而针对经后期气机不畅、痰瘀互结的情况，可应用牡蛎、夏枯草等药物祛痰化瘀。

（3）中药灌肠　中药灌肠充分考虑了子宫与直肠静脉丛的连接关系，促使药物经直肠直接进入盆腔静脉丛，在局部高药物浓度的基础上加快药物有效成分吸收，进而直接作用于靶器官，促进卵巢功能恢复。有学者就补肾化瘀汤灌肠治疗子宫内膜异位症的效果进行研究指出，灌肠治疗组治疗后痛经评分低于桂枝茯苓汤口服治疗组。肾虚所致子宫内膜组织代谢失调常表现为内膜组织脱离免疫监视、逆流进入盆腔，而补肾化瘀汤方中菟丝子、杜仲等多味药物具有免疫调节、上调生殖细胞表达等功能，加上促进造血、抵抗血凝的当归及散瘀止痛的赤芍，利用灌肠的特殊药物作用机制促使中药有效成分经直肠黏膜直接渗入周围子宫后壁，可消散盆腔内凝结血块，缓解瘀血所致炎性疼痛症状。

（4）针灸治疗　针灸治疗能够调节患者体内的气血运行，可以疏通经络、调节气血、活血化瘀，从而促进子宫内部的血液循环，帮助子宫腔内的经血排出，有助于子宫内膜异位症尽早恢复。其中针灸治疗分为单纯针刺、针刺加耳穴压丸和针灸合用3种方法。

（5）联合治疗　临床中常将中药与西药联合使用，达到了良好的治疗效果。有学者曾选用活血化瘀、清热解毒的中药配合部分抗炎西药以直肠滴注的方法治疗，亦取得了不错的疗效。

（魏鑫俊　张瑞瑞）

34 如何治疗子宫内膜异位症引起的疼痛?

通过前面的阅读，大家已经知道，子宫内膜异位症的主要症状就是疼痛，包括继发性痛经、慢性盆腔痛、性交痛、排便痛等。疼痛一般伴随月经周期呈现规律性，月经前开始轻微疼痛，随经期到来逐渐加重，月经结束后症状逐渐缓解。作为子宫内膜异位症最主要的症状，疼痛困扰着绝大部分的患者，对患者的日常生活造成了很大的影响，也是很多患者就医的原因。对于子宫内膜异位症引起的疼痛，临床上主要以药物治疗和手术治疗为主。

首先介绍一下治疗的总原则：对于疼痛未合并不孕及无附件包块者，首选药物治疗；对于疼痛合并不孕或附件包块者，首选手术治疗；药物治疗无效者，可手术治疗。简单解释一下就是，临床症状较为单纯或病情较轻，仅出现疼痛的患者，先行药物治疗；对于症状较复杂或病情较重，不仅存在痛经，还同时存在附件包块或不孕的患者，药物治疗效果不佳，推荐行手术治疗。

药物治疗的一线药物包括NSAID、口服避孕药、高效孕激素及中药。二线药物包括GnRH-a、左炔诺孕酮宫内缓释系统

（曼月乐环）。药物的部分前文已经介绍过，不再赘述。此处笔者想着重介绍一下中医药治疗子宫内膜异位症相关性疼痛。

中医认为，子宫内膜异位症相关性疼痛是由于瘀血阻滞，使得子宫、冲任的气血运行不畅，"不通则痛"。对于"不通则痛"，可以从字面上简单理解为，不通畅就会导致疼痛。至于造成不通畅的原因，可以是太寒、太热，也可以是气滞、气虚等；不通畅的内容，主要是气血，但也可以是食物。在生活中，当我们吃得过饱时，就会出现肚子胀痛，这也是"不通则痛"的一种体现。既然"不通"会导致疼痛，那么中医治疗疼痛的最主要的办法就是使其"通"。我们已经知道，造成不通畅的原因是多样的，可以是气滞、寒凝，也可以是湿热，治疗的方法自然也要根据不同的病因进行选择来行气活血，温经散寒或清热利湿，化瘀止痛。可以使用血府逐瘀胶囊、艾附暖宫丸、妇科千金片等中成药。中药也可与西药联合使用以增加疗效。临床上常优先使用一线药物，一线药物治疗无效再改用二线药物，若依然无效，应考虑手术治疗。但需要注意的是，所有的药物治疗都存在停药后复发的风险。

对于满足手术指征的患者，可以选择手术治疗。手术以腹腔镜为首选，主要行保守性手术。但手术并不能保证疼痛症状消失，术后疼痛仍有复发的可能，年复发率高达10%。故手术后也应当同时进行药物治疗并长期管理。

（刘迪芬　张瑞瑞）

35　子宫内膜异位症患者可以采取哪些助孕方法？

不孕是临床中子宫内膜异位症的一个常见症状，子宫内膜异位症患者的不孕率高达40%。引起子宫内膜异位症患者不孕的因素很复杂，因此，子宫内膜异位症患者可以采取哪些助孕方法，笔者将分情况进行讲解。

（1）轻症患者　对于子宫内膜异位症合并不孕的患者，单纯的药物治疗对于自然妊娠无效，在排除其他不孕因素的情况下，首选保守性手术治疗，即在腹腔镜下切除所有可见的异位内膜病灶，分离粘连的组织，恢复正常的盆腔解剖结构。术后接受正确的生育指导，并期待自然妊娠6个月。对于年龄≥35岁或卵巢储备能力下降的患者，应积极考虑辅助生育治疗方案。宫腔内人工授精（IUI）主要针对输卵管通畅、盆腔内无粘连的轻度子宫内膜异位症患者，若患者期待治疗6个月后未自然妊娠或宫腔内人工授精处理3～6个月后未成功临床妊娠，建议采用体外受精-胚胎移植（IVF-ET）或胞质内单精子注射技术（ICSI）。

（2）重症患者　重症子宫内膜异位症患者合并不孕首选手术治疗，术中推荐对患者的基本情况如输卵管、伞端结构和卵巢功能等进行评分，即子宫内膜异位症生育指数（EFI），以便评估和预测子宫内膜异位症患者的生育结局，指导辅助生殖治疗方案。辅助生殖方案包括IVF-ET、ICSI等。重症患者主张在IVF-ET前使用GnRH-a预处理1～3个月，从而有助于提高助孕的成功率，用药时间的长短依据患者子宫内膜异位症严重程度及卵巢储备功能的情况进行调整。

（吴芷境　张瑞瑞）

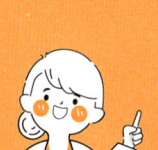

6 第六章

康复之路
——预后与管理

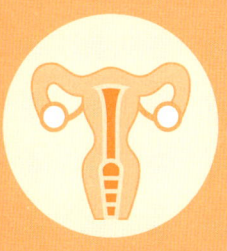

36 对于子宫内膜异位症容易复发的特点应如何应对？

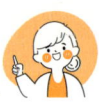

易复发是子宫内膜异位症的特点之一。通常认为，保守性手术虽然可以有效减灭异位病灶、缓解疼痛等症状、恢复盆腔解剖结构、促进生育，但由于保留了卵巢，卵巢功能继续存在，在卵巢周期性分泌雌激素、孕激素的影响下，异位的内膜仍会发生周期性变化。因此，患者在手术后易复发。根据文献报道，子宫内膜异位症2年平均复发率为20%，5年平均复发率则高达50%。

如何预防子宫内膜异位症术后复发，一直以来都是临床治疗的难点。那么首先要明白，复发究竟是再发的新生病灶还是残留旧病灶重新生长。一般来说，近期复发可能是残留病灶重新生长所致，远期复发可能与经血逆流子宫内膜再次种植生长有关。子宫内膜异位症复发的确切原因尚不清楚。但有证据表明，患病时较年轻、有子宫内膜异位症治疗史、体重指数（BMI）高、临床分期重、初次手术不彻底、严重痛经、深部浸润型子宫内膜异位症、术后未予药物治疗、合并子宫腺肌病等均是子宫内膜异位症复发的高危因素。

预防是减少子宫内膜异位症复发的最好方法，目前临床主要通过药物治疗降低复发率。在保守性手术及半根治性手术后，继续给予药物治疗是必要的。术后继续给予3～6个月的激素治疗可以使残留的病灶萎缩退化，从而减少病灶复发。常用药物有口服避孕药、口服孕激素、GnRH-a和左炔诺孕酮宫内缓释系统（曼月乐环）等。

有些患者因为几次就诊后医生开具的药物是一样的，就自行购买同样的药物长期服用，这是非常不可取的。长期应用激素类药物会带来严重的不良反应，如潮热、失眠、阴道干涩、性欲减退、情绪不稳定等低雌激素症状，甚至会损害肝肾功能。但也不应过度恐惧激素类药物的副作用，有的患者"谈激素色变"，拒绝术后使用激素类药物，这样也可能会增加复发的概率。所以患者在手术后实施激素补充治疗时，一定要去医院复诊，医生会根据具体情况进行监控和评估，及时调整用药，适当加用护肝药物或补充低剂量雌激素以尽量减少其副作用。因此，目前临床更推荐采用中西医结合治疗，二者相辅相成，发挥西药药力的同时，联合中药，以达到整体论治、改善症状、减轻不良反应的效果。

很多子宫内膜异位症患者误以为手术或药物治疗就是疾病防治的全部，忽视了生活中一些细节对它的影响，如精神过度紧张、经期贪食生冷、经期剧烈运动或行房事，以及不注意避孕、多次人流等。实际上，良好的生活方式，如劳逸结合、加强经期卫生、做好避孕措施、减少不必要的宫腔手术、坚持适当的体育锻炼等，均对本病的防治起重要作用。

（杨雅伊 夏美琪）

37 子宫内膜异位症复发了怎么办？

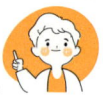

　　子宫内膜异位症的复发管理重在初治规范、预防复发。如果术后没有采取恰当的监测和治疗，或者没有坚持长期管理，疾病就很容易复发。子宫内膜异位症复发的治疗方式包括手术治疗和药物治疗。治疗原则基本遵循初始治疗方案，但应个体化，结合患者的生育要求制订相应的治疗策略。

　　对于有生育要求的患者来说，建议先进行卵巢储备功能和生育力评估，在排除恶变可能的前提下，应避免再次手术继发卵巢储备功能减退，因此推荐药物保守治疗。如卵巢储备功能已减退或卵巢囊肿体积较大，可选择超声引导下穿刺术，术后给予药物治疗或辅助生殖技术治疗；如复发合并不孕，药物治疗或手术治疗并不增加妊娠率，且反复手术治疗将降低卵巢储备功能，在排除必须手术治疗的前提下，推荐辅助生殖技术治疗，可增加妊娠机会；如深部浸润型子宫内膜异位症复发合并不孕，还推荐GnRH-a治疗后行IVF-ET。手术本身虽不能明显改善术后妊娠率，但若出现如下情况：疼痛症状严重影响日常生活及性生活、可疑卵巢子宫内膜异位囊肿恶变、囊肿逐渐增大无法穿刺、穿刺无效，以及IVF-ET治疗反复失败，则仍需及时进行手术治疗。建议对子宫内膜异位症复发者每3～6个月随访1次。随访内容包括患者症状、妇科检查、盆腔超声检查、卵巢肿瘤标志物及卵巢功能检测等。

而对于没有生育要求的患者来说，手术后如疼痛复发，药物治疗为首选，且需长期使用。停药后疼痛复发率较高。如术后子宫内膜异位囊肿复发，则早期可用孕激素治疗，避免重复手术。药物治疗可在一定程度上延缓病情进展，但无法明确病灶性质，也不能有效缩小病灶。因此，药物治疗失败且病情进展者，或年龄＞45岁、囊肿性质可疑者，建议手术治疗；如年龄大、无生育要求且症状严重者，可考虑行全子宫及双侧附件切除术。

中医认为，子宫内膜异位症的复发一方面是由于患者"血瘀"的本质并未改变，另一方面是由于患者术后体质虚弱、外邪侵袭、情志抑郁。因此，患者术后应及时运用活血化瘀、补气行血的方药以巩固治疗。常用药物有红花、丹参、丹皮、当归、三棱、莪术、桃仁、鸡血藤、川牛膝、赤芍、三七等。但不辨体质、不分时间地服用活血化瘀类药物的做法同样不可取，尤其是在服用中药的同时补充食疗，容易导致经量过多，经期延长；长期过量使用攻伐类药物（如虫类药），有可能使机体正气受损，导致时常感觉疲倦乏力等不适。所以，不可盲目自行用药，应至正规医院请中医师辨明体质，遵医嘱用药。同时应根据月经周期的不同阶段合理使用药物，中病即止。除了内服中药，常用的中医治疗手段还有中药外敷法、灌肠法、直肠给药法、药酒法，以及结合微波、针灸治疗。通过外治手段，药物能"直达病所"，从而改善局部血流，促进卵巢功能的恢复，改善盆腔内环境，松解盆腔粘连，促进肿块的消散与吸收，配合内服中药，进而达到内外兼治，整体与局部相结合的功效。

（杨雅伊　夏美琪）

38 子宫内膜异位症会遗传吗？直系亲属患有子宫内膜异位症该怎么办？

　　子宫内膜异位症具有遗传倾向，与遗传背景和环境都有一定的相关性。

　　早在1980年，就有学者发现重度子宫内膜异位症患者的一级亲属患子宫内膜异位症的概率比常人高6倍，提出了子宫内膜异位症具有遗传特性。随后众多研究也相继证实了这一点。例如，子宫内膜异位症患者亲姐妹的患病风险是普通人群的5.20倍，而堂/表姐妹的患病风险则为普通人群的1.56倍。虽然不同的研究因为纳入人数、研究方法等的不同，研究结果并不完全一致，但子宫内膜异位症患者的直系亲属拥有更高的患病风险是可以肯定的。

目前，有研究已找到多个与子宫内膜异位症相关的基因点位，虽然暂时未能确认是哪种基因的变异会增加子宫内膜异位症的患病风险，但可以明确的是，子宫内膜异位症具有遗传易感性，是由一定遗传背景和环境因素的相互作用共同致病的。未来，我们或许能利用更先进的科技手段，揭开子宫内膜异位症遗传易感性的秘密。

如有直系亲属患有子宫内膜异位症，也不必过于焦虑，积极做好预防措施，早发现、早治疗，子宫内膜异位症并不可怕。育龄期女性应定期行妇科检查，及时发现并积极治疗，如已有痛经等症状，应及时检查，寻找病因，避免延误病情；如有生育需求则鼓励受孕，妊娠可在一定程度上抑制本病；若无生育需求应做好避孕措施，避免人工流产；如有取放宫内节育器等宫腔操作或宫颈治疗等手术，应严格在月经干净后4～7天进行，以减少子宫内膜逆流及种植的机会。注意经期及产褥期卫生，不能游泳、涉水、盆浴，更不能性交，避免接触冷水，防止寒邪入侵；均衡饮食，经前及经期避免食用生冷及辛辣刺激性食物；适当进行体育锻炼，提高机体抗病能力，但经前及经期不宜剧烈运动。

（杨雅伊 夏美琪）

39 为什么发现子宫内膜异位症后要进行长期随访？这有什么好处？

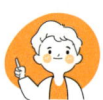

　　子宫内膜异位症在妇产科医生的眼中，是一个"难搞"的疾病。它不仅会带来一系列症状，易复发、会恶变，也会导致不孕不育等不良状况，故应该像高血压、糖尿病一样被视为慢性病。正是因为子宫内膜异位症难以根治，所以一旦检查出患有子宫内膜异位症之后，就要进行长期管理。虽然有些患者会有"在一定时间内治愈"的想法，但是对于子宫内膜异位症来说，几乎是难以实现的，需要制订终身的管理计划。

　　长期管理的内容因患者各自的需求而定：针对有生育要求的患者，要重点保护患者的生育能力，防止病情的复发；针对没有生育要求的患者，主要的目标是缓解症状，减少疾病给患者生活、工作上带来的不适，提高生活质量，预防疾病的复发；而对于围绝经期患者，则要注意恶变风险。当出现疼痛规律发生改变，卵巢囊肿过大、增长过快、影像学提示恶性风险，CA125水平过高时，要特别警惕。所以，总体来说，长期管理是子宫内膜异位症、子宫腺肌病这类疾病治疗过程中很重要的环节，也是近几年大力普及、宣讲、推广的重要方面。

　　具体应如何随访，主要分以下3个方面：

　　（1）手术后随访　如果是接受了初始治疗（尤其是手术）的患者，术后2～4周要到门诊随访观察手术恢复的情况。患者身体恢复后，需给予GnRH-a，即绝经疗法的药物治疗，药物治疗时间是4～6个月。这期间需要每4周到门诊进行随访观察，患者在应用药物3个月后，可能会有一些更年期的症状出现，此时随访是对并发症或者不适进行观察。如果患者症状比较严重，可以进行反向添加，没有症状也要及时做补钙治疗。

　　（2）口服类药物使用后随访　GnRH-a类的药物应用结束后，可改成口服类药物，患者可自行在家进行规律服药，随访时间一般是3～6个月。随访目标：一是观察药物对患者身体有无副作用，尤其是对肝功能是否有影响，患者要检查肝功能；二是观察患者在应用药物期间月经是否规律，以及月经量是否有增多或减少的情况。

　　一般口服药物的副作用较小，副作用出现的时间相对滞后，一般3～6个月随访1次，如果服用药物超过1年，可以改成半年随访1次。对于有生育要求的患者，一般服用到备孕的前1个月，停药后下一次月经周期就建议患者不做避孕措施，尽快进行生育。

　　（3）放置曼月乐环后随访　对于没有生育要求的患者，如果觉得服用药物比较烦琐，可以考虑在患者子宫内放置曼月乐环。这是一个宫内的药物缓释系统，里面的药物为左炔诺孕酮，每天释放20μg，这样可避免每天服药的不便，这类药物缓释装置，一般的作用时间可长达5～7年。放置节育器后，前半年，每3个月随访1次，之后可以改成6个月至1年复查1次。因为使用方便，接受曼月乐环的患者也比较多。

针对不同的人群，采用的治疗方法不一样，对随访的要求也不大一样。对于有生育计划的育龄期患者或是没结婚的患者，可以采用口服药物的方法。对于痛经或有家族遗传史，行超声检查时高度怀疑子宫内膜异位症和子宫腺肌病的患者，未选择手术治疗，可选用口服药物治疗，如果治疗效果较好，可以长期服用。

对于子宫内膜异位症合并子宫腺肌病、阴道流血较多或月经量大合并贫血的患者，建议放置曼月乐环。曼月乐环不仅能使月经量迅速减少，改善贫血症状，还能够延缓病程进展，治疗效果较好。

（王妍　夏美琪）

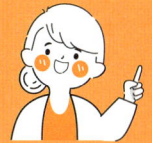

7 第七章

防患于未然
——预防与自我管理

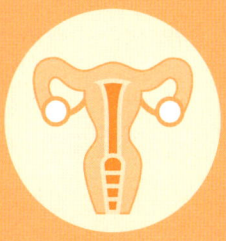

40 日常生活中如何预防子宫内膜异位症的发生？

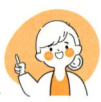

及时了解子宫内膜异位症的预防方法，才能避免子宫内膜异位症的发生。那么，预防女性子宫内膜异位症有什么方法呢？

（1）尽量避免人工流产　现在很多女性意外怀孕，就会选择做人工流产。频繁地做人工流产会伤害子宫内膜，增加子宫内膜异位症出现的概率。所以建议不想怀孕的女性日常要做好避孕措施，避免意外怀孕。

（2）适龄生育　在合适的年龄生育能够降低子宫内膜异位症的患病概率。晚婚女性，尤其是伴有月经失调和痛经者，应尽早生育。若婚后1年还没有怀孕，应进行不孕症的有关检查。

（3）及时发现并治疗引起经血逆流的疾病　子宫内膜异位症确切的病因及发病机制尚未完全阐明，但经血逆流种植学说已被公认。阻止或减少经血逆流可以减少腹膜子宫内膜异位症病灶形成，因此，如发现先天性生殖道畸形、闭锁、狭窄，继发性宫颈粘连及阴道狭窄等，一经确诊，要积极治疗，以免经血淤积在子宫中，并逆行到输卵管和盆腔，引发子宫内膜异位症。

（4）注意经期卫生及性卫生　月经期间，激烈的体育运动及重体力劳动、经常吃生冷食物，以及作息不规律都有可能伤害子宫内膜。另外，经期需要禁止性生活，杜绝多个性伴侣。注意以上问题可以避免经血逆流，从而预防子宫内膜异位症。

（5）避免月经期进行妇科检查　女性在月经期应该尽量避免妇科方面的检查，月经前不要做输卵管通畅试验，以免将子宫内膜碎屑推入腹腔。宫颈及阴道手术也不应在经前进行，以避免经血中的内膜碎片种植在手术创面。必须进行时，术中操作要轻柔，避免用力挤压宫体，否则有可能将内膜挤入输卵管、腹腔。

（6）药物预防　口服避孕药可降低子宫内膜异位症的发病风险，因此对没有生育计划者、有高发家族史者、容易带器妊娠（节育器并不是100%可避孕）者可口服避孕药物。避孕药中含有大量的孕激素和雌激素，对于防止子宫内膜异位症的出现有一定的帮助。

（7）合理运动　积极进行适当的体育锻炼能够促使免疫系统正常工作，使体内的白细胞更加"活泼"，能"吞噬"流窜的经血和异位内膜，进一步降低子宫内膜异位症的发生风险。同时，体育锻炼可以减少久坐的机会，使得经血正常流动，从而起到预防疾病的作用。建议各位女性结合自身的实际情况进行散步、慢跑等运动，但要适度，以免适得其反。

（8）保持心情愉悦　良好的心情有利于预防各种疾病，

也可以说不良的心理状态是诱发多种疾病的基础。为此希望各位女性都能够学会调整自己的情绪，保持积极向上的乐观心态，以此来促进机体免疫系统的正常功能。如果不幸查出患有子宫内膜异位症也不要害怕，更不要过度惊慌，尤其是在月经期和月经中期务必要保持稳定的情绪，可以通过看书、看电视来转移自己对疾病的注意力。在此期间也要注意不要过度操劳，以防囊腔内张力突然升高导致囊壁破裂，从而引发急腹症。

（9）避免饮酒　有研究表明，饮酒过度会增加体内雌激素水平，可能会导致子宫内膜异位症。

以上就是对子宫内膜异位症的预防介绍，相信大家都已经有所了解。最后提醒，子宫内膜异位治疗的关键是早发现、早治疗，要重视子宫内膜异位症的预防，争取避免子宫内膜异位症的手术或一再推迟子宫内膜异位症的手术时间，在合适的时机选择恰当的手术方案，让手术治疗获益最大化。

（王妍　徐爱云）

41 患子宫内膜异位症，生活中有哪些禁忌？

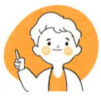

　　子宫内膜异位症患者由于长期受到疼痛、月经失调、不孕

等问题的困扰，多数会伴有焦虑、紧张甚至抑郁的情绪，个别患者甚至发生继发性贫血等。因此，根据体质特点，注意饮食调护，改善体质是必要的。但实际上单纯的食疗只是生活方式中的一小部分，更重要的是精神因素的调节和持续、适量的运动配合。不少患者以为食疗就是滋补，加上因惧怕病情的进展而一味地使用活血化瘀类药物，长此以往，不但伤及脾胃，影响消化吸收，也会因过食消癥散结之品而影响体质，结果会适得其反。

（1）饮食方面　本病患者应根据体质及具体病情选择正确的食养方案。

在月经来潮前至行经期，饮食宜以清淡易消化为主，不宜进食肥腻酸重食物或吃得过饱，因为腻滞或酸涩收敛之品都易阻滞气血运行，进而导致疼痛加重。虽然辛温发散之物有利于行气通瘀，但也不宜过多，因辛辣刺激过甚，疼痛亦会加重。尤其应避免进食生冷食品，因生冷食品能刺激子宫、输卵管收缩，从而诱发或加重痛经。油菜、荠菜、苋菜、海带、黄瓜、丝瓜、冬瓜、茄子、竹笋、莲藕均属凉性，虚寒体质者在月经前后少食为好，尤不可生食。田螺、蛤蚌、蟹、鳖等也偏凉性。辣椒、胡椒、咖啡、浓茶、烈性酒属于辛辣刺激之类，湿热体质者行经时，则更应尽量避免。

另外可以通过自制药膳进行调治。如经前期疼痛，应以活血化瘀、引经下行为主，可服红糖汤以助经血顺利排出，减轻疼痛。还可根据个人体质选择食疗配方，如气滞血瘀者，可进食鲫鱼汤、粳米薤白粥、鸡蛋川芎酒饮等；寒凝血瘀者，可进食红糖核桃仁等。但如合并经血量多者，益母草、桃仁、红花之类的活血之品应谨慎使用，不可过量、过长时间使用，以免使经量增加或经期延长。

到了经后期，气血相对较弱，可适当进食益气养血之品，以助气行血，如大枣、莲子、枸杞、阿胶、山药等。平素手脚冰冷者，可适当饮用具有温阳通脉、行气散寒之功的酒类，发挥散瘀缓痛之功。芥末、茴香、花椒、胡椒之类，性亦温通，体质偏寒者可适当食用。瘀血内积，腹中有块或瘀阻脉络，久不受孕者，可适当服用山楂饮、荔枝核饮以化瘀散结；木耳有活血和血之功，多食有益。

（2）精神调节方面　过度的精神因素如紧张、焦虑等都能通过影响大脑皮层的兴奋性影响身体的免疫、内分泌等重要系统的功能，从而干扰本病的治疗，影响疗效，甚至加剧病情的进展。所以，保持开朗、乐观、积极的心态对本病的治疗和康复至关重要。

（3）运动方面　坚持适量体育锻炼的女性，身体免疫系统较为健全，经常运动者体内白细胞（特别是吞噬细胞）活跃，能"吞噬"流窜的经血和内膜组织，从而阻止或延缓本病的进展。此外，运动能增加体内雄激素的浓度，正常浓度和活性的雄激素能对抗雌激素的作用而对控制本病有帮助。研究显示，每周运动超过2小时的女性，得子宫内膜异位症的概率比没有运动者低50%。但有明确证据表明，剧烈的运动，尤其是月经期的剧烈运动可以造成经血逆流，增加子宫内膜异位症的患病风险。所以，患者平时可采取温和的运动，如走路、瑜伽等，月经期则应该尽量避免剧烈运动。

（王妍　徐爱云）

42 患子宫内膜异位症可以做哪些运动？

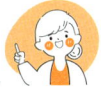

运动可以加速新陈代谢，排出体内的"垃圾"，还能增强机体免疫力，改善健康状况，同时规律的运动还会产生愉悦感，减轻患者心理上的压力，有利于子宫内膜异位症的康复。对子宫内膜异位症患者来说应该尽量避免过度使用腹部肌肉，不然会造成子宫紧张，瑜伽的伸展动作能够帮助放松及延展腹腔肌肉，进而舒缓子宫内膜异位症给患者带来的不适。下面为大家简单介绍几种瑜伽的呼吸与延展动作。

（1）完全休息式

完全休息式之一：准备一个长枕，将其垫于腰下，身体平躺在地上，肩部放松，手臂向身体两侧自然打开，与身体形成"T"字形，保持均匀平稳的呼吸。

完全休息式之二：全身平躺在地上，手心朝上，双眼闭上，双腿微开，全身肌肉放松，保持均匀平稳的呼吸。

（2）全身放松式

全身放松式之一：将长枕放在腰部下方，双腿抬高伸直，紧贴墙壁，与身体形成90°角。肩部贴地放松，并且双手放松，保持均匀平稳的呼吸，持续时间可自由调整。

全身放松式之二：延续全身放松式之一的步骤，然后双腿微张，保持均匀平稳的呼吸，持续时间可自由调整。

全身放松式之三：全身放松平躺在地上，双脚盘腿，下方放置长枕，背部完全贴地，双手手心朝上，放在身体两侧，保持均匀平稳的呼吸，持续时间可自由调整。

运动锻炼要达到效果，需要持之以恒，坚持锻炼，并达到一定的强度。但对于月经期，以休息为主，或结合身体情况，减少运动量，一般以不感到劳累为宜。此外，也应当注意在整个经期避免做骨盆高于心脏的瑜伽或普拉提体式和腹压过强或压腹体式，避免腹压高引起囊腔内张力突然升高，囊壁破裂导致急腹症。

（王妍　徐爱云）

43 患子宫内膜异位症应该在饮食上注意什么？

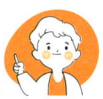

俗语有云：药补不如食补。痛经、慢性盆腔痛是子宫内膜异位症的常见症状，治疗除药物外，也可配合饮食调养，目前大多数研究确定了饮食干预对子宫内膜异位症症状的积极影响。结合子宫内膜异位症的病因，子宫内膜异位症患者在日常饮食上的总体原则是选择有助于免疫调节和抗炎的膳食。

饮食应遵循膳食金字塔，以谷物为主，蔬菜、肉类作为补充。《黄帝内经》言："五谷为养，五果为助，五畜为益，五菜为充，气味合而服之，以补精益气。"具体到每顿饭，主食量最多，蔬菜次之，肉类再次之。饮食结构中要注意补充以下几类物质：

（1）优质高蛋白　蛋白质摄入不足，机体免疫功能将会受损，因此应给予足够的优质高蛋白质食物，以维持机体需求，增强抵抗力。像牛奶、鸡胸肉、鸡蛋、猪肉（瘦）、牛肉、鱼类都是不错的选择，但要注意像火腿之类的加工肉类要少吃，最好不吃。

（2）维生素　增加富含维生素A、维生素B_6、维生素C、维生素D、维生素E的食物摄入，可以增强机体的免疫力。

（3）常量元素　摄入富含钾和镁的新鲜蔬菜和水果，可以缓解情绪、抑制疼痛、防止感染、消除紧张，常见的有香蕉、蓝莓、芹菜、西蓝花等。

（4）微量元素　供应富含钙、铁、锌、铜、硒的食物有助于控制炎症、抗感染、增强抵抗力和免疫力。

（5）ω-3脂肪酸　子宫内膜异位症患者容易痛经，可以摄入富含ω-3脂肪酸的食物，以起到消炎和减缓痛经作用，常见的食物有深海鱼类、深色蔬菜、豆类坚果等。

但与此同时，子宫内膜异位症患者需要尽量避免食用哪些食物呢？

（1）酸涩之品　酸涩的食物多有收敛之效，易导致气滞血瘀，应予避免。

（2）寒凉之物　过食寒凉可能会使气血凝滞，血液运行不畅，导致经血难以排出体外，从而加重不适症状。

（3）河鲜、海鲜之类　常见的海鱼、虾、螃蟹、蛤蜊、鲍鱼等河鲜、海鲜类的水产品都属于发物，如果在治疗期间食用，将不利于炎症的消退。

（4）烟酒和咖啡因　烟酒刺激性较大，属温热刺激食物，如果在治疗期间不禁止烟酒，不仅难以取得治疗效果，还有可能会加重病情。避免服用含咖啡因的食物，如咖啡、巧克力、浓茶等，咖啡因可令人精神紧张，造成月经期不适，另外，咖啡所含的油脂也会刺激小肠，引发腹部不适。

　　（5）激素类保健品　不盲目使用所谓"提高卵巢功能"的保健品，子宫内膜异位症是一种雌激素依赖的慢性疾病，要知道这类保健品一般都含有激素，激素会加速子宫内膜异位症的进展。

（王妍　徐爱云）

附：子宫内膜异位症临床治疗案例

案例1：激素治疗缓解疼痛

31岁的吴女士长期以来一直受到痛经的困扰，近2年症状明显加重。难忍痛经之苦的她来到医院进行了妇科B超检查，检查结果显示她的左侧卵巢内有一块42 mm×28 mm的低回声区域，内呈泥沙样改变。医生告诉她这是卵巢"巧克力囊肿"的特征性表现，也是子宫内膜异位症最常见的一种类型，逐渐加重的痛经正是这个疾病引起的。随后，医生建议她完善肿瘤标志物的检查，好在结果都在正常范围内。考虑到吴女士平时工作比较忙碌，手术治疗的意愿不强烈，医生建议她可以选择孕激素类药物治疗，通过口服地诺孕素片来缓解症状、抑制疾病的发展，并告知她可能会出现点滴出血、头痛、恶心等副作用。

经过数月的治疗，吴女士的痛经症状得到了明显缓解。连续服药10个月后，吴女士复查B超的结果显示"巧克力囊肿"体积减小至25 mm×20 mm。这个案例表明，激素类药物运用得当，对于治疗子宫内膜异位症有良好的疗效，但一定要听从医生的建议，切勿擅自服药。

案例2：中药治疗改善症状

35岁的韩女士从10余年前开始，每逢月经来潮的前1～3天便出现下腹部疼痛，疼痛难忍并伴有腰酸，严重时影响睡眠，转侧不安，月经周期有时也不太规律。近1年来，这种情况愈发严重，甚至影响到了日常的工作和生活。经过多次检查，她被诊断为子宫内膜异位症。韩女士听说中药不仅能够治疗子宫内膜异位症，还能辨证诊治，针对她的体质特征进行综合调理，便咨询了一位在治疗子宫内膜异位症方面颇有经验的中医医生。经过望、闻、问、切，医生为其开具了一张调和气血、活血化瘀止痛的中药方：

川楝子10 g	延胡索12 g	葛根12 g	丹参15 g
川牛膝10 g	没药5 g	小茴香6 g	五灵脂10 g
吴茱萸5 g	当归10 g	川芎6 g	制地龙10 g
紫石英15 g	杜仲10 g	益母草15 g	鬼箭羽15 g
炙黄芪15 g	茯神10 g		

在治疗过程中，医生还根据韩女士的具体情况，适时调整药方。经中药治疗1个月后，韩女士自觉痛经稍有缓解，但仍需服用止痛药；服用3个月后自觉痛经明显缓解，睡眠改善；服用6个月后症状明显减轻，生活质量显著提升。这个案例不仅展示了中医治疗子宫内膜异位症的有效性，也体现了中医治疗的个体化和整体性特点。中医师能够根据患者的具体情况制订个性化的治疗方案，通过综合运用中药、针灸等治疗方法，达

到标本兼顾的治疗效果。

案例3：微创手术治疗切除病灶

年仅21岁的陆女士近半年来感痛经进行性加重，有时在非经期也会自觉下腹部坠胀不适，遂至医院就诊。经过检查，发现左侧卵巢有一个46 mm×30 mm的"巧克力囊肿"。综合考虑医生的建议后，陆女士选择了口服地诺孕素片及中药进行保守治疗。服药一段时间后，陆女士的症状稍有改善，复查妇科B超见"巧克力囊肿"体积缩小，但每当月经来临前后，仍然难以忍受痛经带来的不适。详细了解陆女士的病情后，医生为她制订了微创手术的治疗方案。

考虑到陆女士年轻且有生育要求，医生采用先进的腹腔镜手术，成功剥除了左侧卵巢的病灶，并对盆腔粘连的部位进行了松解。术后，陆女士恢复得很快，痛经症状也得到了明显的缓解，生活质量大幅提升。这个案例展示了腹腔镜手术在子宫内膜异位症治疗中的优势，包括创伤小、恢复快、对生育能力影响小等。

总结：

以上这些是临床中治疗子宫内膜异位症的典型案例，可以更直观地了解到子宫内膜异位症治疗的多样性和有效性。然而，每位患者的情况都是独特的，对于药物治疗的效果及副作用也会因人而异，因此治疗方案应该根据个体情况量身定制。
虽然子宫内膜异位症的治疗过程可能存在一些挑战，但是希望
读者们通过增强对疾病的认知，找到有效的控制和管理方法，
在追求健康的道路上重拾信心。